实用中医技术与疗法丛书

总主编◎苏惠萍 倪磊

主编◎嵇冰

中药茶饮疗法

中国健康传媒集团

中国医药科技出版社

内 容 提 要

　　本书内容分为基础篇、药材篇、养生篇和治病篇。基础篇中主要介绍了中药茶饮疗法的历史渊源、分类、组方原则，同时介绍了中药茶饮的制作、饮用方法及常见的中医证型。药材篇涵盖了多种茶叶的基础知识及多类中药的性味归经、具体功效、泡服方法和配伍禁忌等。养生篇介绍了九种体质的中药茶饮和四季中药茶饮。治病篇参照中西医疾病种类分类编排，中医疾病共分为肺系疾病、心系疾病、脑系疾病、脾胃疾病、肝胆疾病、肾系疾病、气血津液及肢体经络病证；西医疾病分为高脂血症、肥胖症、糖尿病、痛风、慢性胰腺炎、白细胞减少症和粒细胞缺乏症等，先概述疾病之貌，后辨证分型，附以茶饮方。

　　本书可供中医临床、科研和教学工作者参考阅读，同时也适合中医爱好者、茶叶爱好者、保健养生爱好者等人士阅读。

图书在版编目（CIP）数据

中药茶饮疗法 / 嵇冰主编 . —北京：中国医药科技出版社，2024.1
（实用中医技术与疗法丛书）
ISBN 978-7-5214-3840-6

Ⅰ. ①中… 　Ⅱ. ①嵇… 　Ⅲ. ①茶叶—食物疗法 　Ⅳ. ① R247.1

中国国家版本馆 CIP 数据核字（2023）第 053174 号

美术编辑　陈君杞
版式设计　南博文化

出版　**中国健康传媒集团** | 中国医药科技出版社
地址　北京市海淀区文慧园北路甲 22 号
邮编　100082
电话　发行：010-62227427　邮购：010-62236938
网址　www. cmstp. com
规格　710×1000mm $^1/_{16}$
印张　12
字数　225 千字
版次　2024 年 1 月第 1 版
印次　2024 年 7 月第 2 次印刷
印刷　河北环京美印刷有限公司
经销　全国各地新华书店
书号　ISBN 978-7-5214-3840-6
定价　45.00 元

获取新书信息、投稿、为图书纠错，请扫码联系我们。

丛书编委会

总主编　苏惠萍　倪　磊

副主编　施　怡　李　雁　杨博华

编　委　（按姓氏笔画排序）

边朝辉　朱　立　刘乃刚

刘克勤　孙慧怡　张　昶

陈幼楠　林欣潮　赵铁葆

郭　华　嵇　冰

实用中医技术与疗法通常是指安全有效、成本低廉、简便易学的中医药技术。人类从出现开始，就在不断和疾病抗衡，寻找和探索战胜疾病的方法和手段。我国的中医学承载着中国古代人民同疾病作斗争的实践经验，无论是神农尝百草，还是砭石疗法、针灸罐疗，都充分体现着古代先贤在维护健康、战胜疾病过程中的不懈努力和探索精神。长沙马王堆汉墓出土的《五十二病方》记载的有敷药、药浴、熏蒸、按摩、熨、砭、灸等外治法术，以及《黄帝内经》等古代经典著作中不断发展完善的针灸、按摩、刮痧、熨贴、敷药、膏方、药酒等中医药疗法，均为后世的实用中医技术与疗法奠定了扎实的理论和实践基础。

实用中医技术与疗法是中医药学的重要组成部分，包括中医理论指导下的多种防病治病的特色手段及方法，突出中医学简便效廉的特点，以患者依从性高、疗效好的中医外治疗法或非药物疗法为主，同时包括患者易于接受、安全有效的内服中药特色剂型等，内容丰富，适宜于各级医疗机构及健康保健机构推广应用。

本套丛书定位于中医药实用技术临床应用的推广及普及，以满足相关医疗机构及中医药工作者不断提升医疗服务水平、快速拓展业务范围，以及提升业务能力的学习需求。本丛书注重实用性、专业性及可读性，编写组在前期工作中，首先进行了较深入的调研，优选出相对应用广泛、技术成熟、大众容易接受、易于推广的临床实用技术。本丛书包括《内服膏方疗法》《外用膏方疗法》《穴位贴敷疗法》《外洗湿敷疗法》《中药茶饮疗法》《耳穴诊疗法》《小儿推拿疗法》《常见疼痛的诊断与针刀治疗》《摸骨正脊术》《直肠给药疗法》。本丛书既可作为指导中医药工作者临床实践的常备书籍，也可作为业务培训老师的参考教材，有着广泛的应用范围。

本丛书由北京中医药大学东直门医院苏惠萍教授、倪磊教授组织编写及审定，各分册主编均为各专业领域具有一定影响力的专家学者。在编写过程中，为使本丛书充分体现传承与创新、理论与实践的有机结合，大家反复推敲，修改完善，力求达到应有的水平。在此衷心感谢编写组的每一位成员艰辛的努力和付出。也希望这部丛书的出版，能为中医药事业的发展及中医药技术的推广应用做出积极的贡献。

由于编写时间较为仓促，书中难免存在不足之处，我们真诚希望广大读者在使用过程中多提宝贵意见和建议，以便今后修订完善。

丛书编委会

2023年11月

中国是茶树的原产地，是茶文化的发祥地，也是茶医学的起源地。我国茶饮文化历史悠久，源远流长，茶文化是中华民族的文化瑰宝，历经千年沉淀，蕴含着丰富的哲学思想和生活智慧。

茶兴于唐，而盛于宋，饮茶之风的普遍盛行，使人们不断认识茶的药用价值并被充分利用，从而促进了药茶的发展，为中药茶饮奠定了基础。明朝初期，由朱橚等人编修的大型方书《普济方》中阐述所载药茶的适应证和饮用方法初步体现中医的辨证论治思想，标志着中药茶饮的发展开始趋于成熟。

随着现代药理学研究的不断发展，科技水平不断提高，大量研究者从茶叶中提取分离了多种有效成分，如茶多酚、咖啡碱、茶氨酸等，使人们对茶的药用价值有了更完善的认识。我国茶疗也发展到一个全新阶段。

中药茶饮疗法是茶文化与中医文化相结合形成的一个的独特的治疗体系。中药茶饮是以中国传统茶学理论为基础，以中医药学理论为指导，在茶叶的基础上，通过中药材的科学配伍，以及独特的制作方式，形成的具有特定功能的中药剂型。

《黄帝内经》中提出"圣人不治已病治未病，不治已乱治未乱。"治未病是中医学的核心理念之一，通过饮食起居、情志调理、运动疗法及中草药治疗等多种措施，燮理阴阳，调整体质。中医治未病是中医预防保健的重要理论基础和准则，并成为现代卫生保健的重要组成部分。中药茶饮是中医治病调理的特殊中药剂型，蕴含了中医"治未病"的防治理念，其具有操作简便、便于服用、疗效可观、身心并治、安全环保和价格低廉的特点，在医疗保健事业中发挥了重大作用。

本书内容丰富、系统、实用，在撰写本书的过程中，我们始终坚持"科学、实用、易懂"的原则，旨在满足广大读者对中药茶饮疗法的学习和实践需求，希望通过这本书，能使更多的人了解中药茶饮疗法，提高人们对中药茶饮疗法的认识和运用水平。相信本书将会成为中药茶饮疗法领域的一部重要参考书，对于中药茶饮的推广、传承和发展具有重要意义。

本书编者均为中医药专业人员，在编写过程中参考了有关书籍及文献，在此谨向原作者表示诚挚的谢意。由于时间仓促，书中疏漏，不当之处，在所难免，恳请同道惠言赐教，以进一步修订提高。

编　者

2023 年 11 月

基础篇

一、中药茶饮疗法的历史渊源 ·················· 2

二、中药茶饮疗法的分类 ···················· 4

（一）按材料组成分类 ···················· 4

（二）按功效分类 ······················ 4

三、中药茶饮疗法的组方原则 ················ 5

（一）总原则——君臣佐使 ················ 5

（二）其他原则 ······················ 6

四、中药茶饮的制作方法 ···················· 6

（一）选材 ·························· 7

（二）剂量 ·························· 7

（三）配制方法 ······················ 7

（四）注意事项 ······················ 9

五、中药茶饮的饮用方法 ···················· 9

六、中医常见证型分类 ···················· 10

（一）气虚证 ························ 10

（二）气陷证 ························ 10

（三）气滞证 ························ 10

（四）气逆证 ························ 11

（五）血虚证 ………………………………………………… 11

（六）血瘀证 ………………………………………………… 11

（七）血热证 ………………………………………………… 11

（八）血寒证 ………………………………………………… 12

（九）阳虚证 ………………………………………………… 12

（十）阴虚证 ………………………………………………… 12

（十一）痰湿证 ……………………………………………… 12

（十二）湿热证 ……………………………………………… 13

药材篇

一、茶叶类 …………………………………………………… 16

（一）绿茶 …………………………………………………… 17

（二）红茶 …………………………………………………… 17

（三）青茶 …………………………………………………… 17

（四）白茶 …………………………………………………… 17

（五）黄茶 …………………………………………………… 18

（六）黑茶 …………………………………………………… 18

二、补益类 …………………………………………………… 18

（一）补气类 ………………………………………………… 18

（二）补血类 ………………………………………………… 21

（三）补阴类 ………………………………………………… 23

（四）补阳类 ………………………………………………… 25

三、解表类 …………………………………………………… 26

（一）发散风寒类 …………………………………………… 26

（二）发散风热类 …………………………………………… 29

四、清热类 …………………………………………………… 31

（一）清热泻火类 …………………………………………… 31

（二）清热解毒类 …………………………………………… 32

（三）清热凉血类 …………………………………………… 34

五、通便类 ……………………………… 36

六、祛风湿类 …………………………… 37

    （一）祛风湿散寒类 …………………… 37

    （二）祛风湿清热类 …………………… 38

    （三）祛风湿强筋骨类 ………………… 39

七、化湿类 ……………………………… 39

八、利水消肿类 ………………………… 41

九、温里类 ……………………………… 43

十、理气类 ……………………………… 44

十一、消食类 …………………………… 47

十二、止血类 …………………………… 48

十三、活血类 …………………………… 51

十四、化痰止咳平喘类 ………………… 53

    （一）温化寒痰类 ……………………… 53

    （二）清化热痰类 ……………………… 54

    （三）止咳平喘类 ……………………… 55

十五、安神类 …………………………… 57

十六、平肝息风类 ……………………… 58

十七、收涩类 …………………………… 59

    （一）固表止汗类 ……………………… 59

    （二）敛肺涩肠类 ……………………… 59

    （三）固精缩尿止带类 ………………… 60

养生篇

一、九种体质的中药茶饮 ……………… 64

二、四季中药茶饮 ……………………… 66

治病篇——中医疾病

一、肺系病证 ………………………………………………… 70

（一）感冒 …………………………………………………… 70

（二）咳嗽 …………………………………………………… 71

（三）哮证（缓解期）……………………………………… 73

（四）喘证 …………………………………………………… 74

（五）肺痈（恢复期）……………………………………… 77

（六）肺痨 …………………………………………………… 77

（七）肺胀（稳定期）……………………………………… 79

（八）肺痿 …………………………………………………… 80

二、心系病证 ………………………………………………… 81

（一）心悸 …………………………………………………… 81

（二）胸痹 …………………………………………………… 83

（三）不寐 …………………………………………………… 85

（四）多寐 …………………………………………………… 87

（五）健忘 …………………………………………………… 88

（六）痫病缓解期 …………………………………………… 89

（七）痴呆 …………………………………………………… 90

三、脑系病证 ………………………………………………… 92

（一）头痛 …………………………………………………… 92

（二）眩晕 …………………………………………………… 95

（三）中风后遗症 …………………………………………… 98

四、脾胃系病证 ……………………………………………… 99

（一）胃痛 …………………………………………………… 99

（二）吐酸 …………………………………………………… 101

（三）嘈杂 …………………………………………………… 102

（四）胃痞 …………………………………………………… 103

（五）呕吐 …………………………………………………… 105

（六）反胃 …………………………………………………… 107

（七）呃逆 …………………………………………………… 107

（八）腹痛 …………………………………………… 109

（九）泄泻 …………………………………………… 111

（十）便秘 …………………………………………… 112

五、肝胆系病证 ………………………………………… 114

（一）胁痛 …………………………………………… 114

（二）萎黄 …………………………………………… 116

（三）瘿病 …………………………………………… 117

六、肾系病证 …………………………………………… 118

（一）水肿 …………………………………………… 118

（二）淋证 …………………………………………… 121

（三）尿浊 …………………………………………… 124

（四）阳痿 …………………………………………… 125

（五）遗精 …………………………………………… 127

（六）早泄 …………………………………………… 129

（七）耳鸣、耳聋 …………………………………… 130

七、气血津液病证 ……………………………………… 132

（一）郁证 …………………………………………… 132

（二）血证 …………………………………………… 134

（三）痰饮 …………………………………………… 138

（四）消渴病 ………………………………………… 141

（五）自汗、盗汗 …………………………………… 143

（六）内伤发热 ……………………………………… 144

（七）虚劳 …………………………………………… 146

八、肢体经络病证 ……………………………………… 149

（一）痹证 …………………………………………… 149

（二）痉证 …………………………………………… 151

（三）痿证 …………………………………………… 152

（四）颤证 …………………………………………… 154

（五）腰痛 …………………………………………… 155

治病篇——西医疾病

（一）高脂血症 ································· 158

（二）肥胖症 ··································· 159

（三）糖尿病 ··································· 161

（四）痛风 ····································· 163

（五）慢性胰腺炎 ······························ 164

（六）白细胞减少症和粒细胞缺乏症 ··············· 165

附　图 ······································· 167

基础篇

一、中药茶饮疗法的历史渊源

中药茶饮疗法简称茶疗，是在中医基础理论指导下防治疾病及养生保健的一种综合疗法[1]，是中医学的一个分支。

关于茶的起源，相传在神农时期，我国现存的第一部药物学专著《神农本草经》中记载道："神农尝百草，日遇七十二毒，得茶而解之。"这里的"茶"便是指茶，唐代陆羽在《茶经》云："茶之为饮，发乎神农氏，闻于鲁周公。"虽带有一定神话色彩，但也说明茶之历史悠久。茶最初是被作为药物而应用的，《神农本草经》载"茶味苦，饮之使人益思、少卧、轻身、明目。"这也看出华夏民族很早就认识到了茶饮对人类健康的作用，并且茶已经作为食物食之。

汉魏六朝时期，我国中医药的发展进入了一个高峰期[2]，在当时就有"以茶入药"的记载。华佗《食论》载："苦茶久食，益意思"；张仲景《伤寒杂病论》载："茶治便脓血，甚效。"说明茶可以提神醒脑，治疗便血。三国时，魏人张揖所撰《广雅》记载了关于茶的方剂。魏晋南北朝饮茶已经成为一种很普遍的生活习惯[3]。以上资料显示，茶叶在这一时期的形式为"以茶代药，食药共用"，也是中药茶饮疗法的萌芽阶段。

到了唐宋时期，茶的药用进一步发展，"药茶结合"是此时期主要形式。唐朝王焘《外台秘要》中也记载了有关药茶配方、药茶制作方法、药茶饮用方法以及对症的适用范围，这开创了中药茶饮疗法的先河。唐代政府颁布的《新修本草》指出："茗：苦，味甘、苦，微寒，无毒。主瘘疮，利小便，去痰热渴，令人少睡。春采之。苦，主下气，消宿食。作饮，加茱萸、葱、姜等良"，说明茶已在当时本草药学中独立成条，其清楚地总结了茶的药用功效，并可加入吴茱萸、生姜等中药。在宋代，对中药茶饮疗法的研究与使用更加普遍，当时的医家利用中药配伍原理，茶药结合，辨证施饮。《太平圣惠方》《太平惠民和剂局方》中记有不少药茶方如葱豉茶、薄荷茶等，且详细记载了药茶制作方法、配伍、用法、适用症等[2, 4]。另有一些茶饮中，不含茶叶，单纯是治疗用的仿茶之药，如皂荚芽茶方、槐芽茶方、石楠芽茶方等。北宋药理学家陈直所著《奉亲养老书》中记载了两个"代茶方"，苍耳茶方和槐茶方。其描述煎服法为"每日煎如茶法，服之恒益。"中药茶饮疗法在此时期初步形成。

至元明时期，中药茶饮方大量出现，元代宫廷药膳御医忽思慧的《饮膳正要·卷二·诸般汤煎》中较为集中地记载了各地多种药茶的制作和功效等。明代朱橚所撰的中国历史上载方剂最多的《普济方》中有专列"食治门·药茶"一节，李时珍《本草纲目》也附录了中药茶疗方10余则。此时中药茶疗逐渐成为主流，其组方原则也更为成熟，适应证逐步扩大，是中药茶饮疗法鼎盛发展的阶段。

到了清朝，茶叶品种更加丰富，出现了红茶、黑茶、白茶等类型，其治病范围更加广泛，涉及内、外、妇、儿、五官科及伤科。同时，随着中医药的发展，茶饮不再是单纯的茶叶或是药茶结合的形式，而是选取数味中药，将其煮沸或直接冲泡，像喝茶一样饮用，以药代茶，称为"代茶饮"，其疗效更为确切，也方便了中药的饮用。这极大地丰富了中药服用方法与茶饮的内涵，将茶饮从生活必需品的层次提高到了医疗与养生保健的地位。中药茶疗在此时期逐渐成熟。

随着科学技术的不断发展，国家对中医药事业的大力支持，许多中医药科技工作者及临床经验丰富的名老中医，在各类研究和在传统药茶的基础上，创立了大量疗效卓著的中药茶方，代表有青蒿茶、午时茶、三花减肥茶、虫草速溶茶等，并且研发了各种形式的药茶，如袋泡茶、速溶茶、颗粒茶等，携带和服用更为便捷。各中医院校也设置了中医茶疗学等课程，供学生学习。有关茶疗的书籍、讲座也越来越多。此外，随着社会进步，大众养生保健意识逐步加强，中药茶饮受到许多人群的青睐，尤其是具有延缓衰老、减肥美容等功效的药茶。

我国中药茶饮疗法历经漫长发展，起始于汉魏六朝，形成于唐宋，成熟于明清，随时代的变迁而变化。其组成由最初的单味茶叶，发展到后来的药茶结合、以药代茶的形式，其应用范围也从最初的解毒，到现如今养生保健，防病治病等，这都表明中药茶饮疗法在不断地创新，其未来发展前景将更为广阔。

[参考文献]

[1]吴玉冰，魏飞跃.浅谈中医茶疗史[J].中医药导报，2010，16（02）：4-6.

[2]章传政，肖正广.中国药茶发展述略[J].农业考古，2019（05）：212-7.

[3]吴玉冰.茶疗养生的本质及其成因[D].湖南中医药大学，2010.

[4]付刚.我国茶饮探源[J].湖南税务高等专科学校学报，2014（06）：36-9.

二、中药茶饮疗法的分类

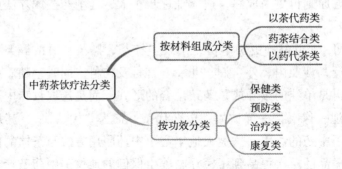

（一）按材料组成分类

1.以茶代药类

即传统茶饮，仅由单味茶叶组成，主要利用茶叶本身具有的功效来达到保健、预防和治疗疾病等目的。前述神农氏以茶解毒亦属此类。目前，茶的种类众多，根据是否发酵及发酵程度可分为红茶、绿茶、乌龙茶、白茶、黄茶、花茶、黑茶等，炮制方法不同，其成分和功效上不尽相同。本类茶饮制作简便，携带方便，即冲（即）饮，口感独特，主要用于养生保健及预防，也可治疗某些轻微病症。

2.药茶结合类

本类是茶叶与中药组合而成，其目的一方面能弥补传统茶饮功效单一的缺点，扩展茶饮的疗效，另一方面又可消除茶叶某些副作用，使茶饮更好地发挥保健、治疗作用。

药茶结合类茶饮可以以中药为主，配入茶叶，或将茶叶煮水，去茶留水，再用此茶水煎煮中药，如名方川芎茶调散。或以茶叶为主，适当配伍一至两味中药，取其性而调茶饮之寒热，留其用而增茶饮之功效，可谓一举两得，如绿茶可配菊花，清利头目。

3.以药代茶类

此类又称"代茶饮"、"代茶"，也可称为"非茶之茶"。此类茶饮中并不含茶叶，而是完全由中药组成，像茶叶一样冲泡后饮用，只是代茶饮用。本类茶饮主要用于治疗疾病。

（二）按功效分类

1.保健预防类

保健类和预防类茶饮大同小异，两者均旨在保护和增进人体健康，预防疾病，针对健康人或亚健康状态的人群，一般多选取药物与食品作为茶疗方，整体组方较为平和，可以长期服用。

2.治疗类

治疗类茶饮针对性更强，疗效更加显著，主要用于各种疾病的治疗，一般病愈即止，不适合长期使用。

3.康复类

康复类药茶主要用于处于疾病后期或疾病已愈的病人，其疗效较治疗类药茶稍弱，用于消除或缓解疾病或药物导致一些副反应，使人体恢复原有的生理功能。

三、中药茶饮疗法的组方原则

中药茶饮属于方剂学中的茶剂类型，其组成主要为茶叶、中药或一部分食物（药食同源类），主要应用于预防保健和治疗疾病两方面，因此，疗效是关键。茶叶、中药、食物并非随意搭配，其都有各自的特点，也需要遵循一定的组方原则，才能发挥最优的疗效，否则中药茶饮便失去了其内涵，和普通饮品无异。正所谓"药有个性之专长，方有合群之妙用"，即是此意。

中药茶饮的组方原则与中药方剂类似，如下图所示：

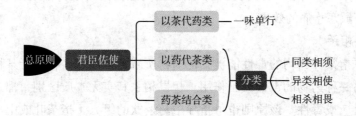

（一）总原则——君臣佐使

该原则最早见于《黄帝内经》。

君：是针对主要的病证起主要治疗作用的药物，即《黄帝内经》所谓"主药之为君"，茶疗方中，君药的药力占大部分，其剂量一般相对较大，且君药是必不可少的。

臣：臣药是辅助君药加强疗效的药物，或是针对兼病兼证起治疗作用的药物，即《黄帝内经》所谓"佐君之谓臣"，臣药的药力、剂量均较君药小。

佐：佐药有三种含义，分别是佐助、佐制和反佐。佐助药是直接治疗次要病症的药物，另外可协助君、臣药，加强疗效。佐制药有制约之意，可以消除或减弱君、臣药物的毒性或烈性。反佐药是药性与君药性味相反的，用于消除或避免产生格拒现象（服药即吐）的药物，即内经所谓的"治寒以热而佐以寒，治热以寒而佐以热。"佐药在方中的剂量较轻。

使：使药有引经药和调和药之别，引经即引导方中诸药作用于特定的经络、脏腑、病所；调和药是指调和药性，使方中药物作用更好相和的药物。使药的药力轻，剂量也小。

（二）其他原则

1.一味单行

茶饮方中单独应用茶叶，称为"单行"。主要利用茶叶的各种功效来养生保健及治病。如绿茶有清利头目，疏风散热之功效，可用于风热感冒引起的头痛、目赤；红茶能温胃散寒，饮之可治疗因食生冷而引发的胃痛。

2.同类相须

即性味功效相近的茶叶、中药、食物相配合，共同组成一方，其目的是加强原有疗效。如绿茶与菊花相配伍，可以加强清热解毒的功效。

3.异类相使

是指性味、功效不完全相同的茶叶、药物或食品一起配伍，但是治疗目的相同，以茶叶为主，中药或食物为辅，用于提高主药的功效，如红茶配伍高良姜，可增强红茶散寒止痛的效果。

4.相畏相杀

相畏原指某种药物的毒性能被其他药物所减轻或消除。相杀指某种药物能减轻或消除另一种药物的毒性或副作用。相畏相杀其实无本质区别，都是为了降低药物的副反应或毒性。该原则也可指导中药茶饮的组方（指茶叶或中药的一些副作用或偏性，可以被另一种中药或食品减轻或消除）。例如素体脾胃虚寒的病人，饮用以绿茶为主的药茶方时，或可出现胃胀、胃痛、胃脘发冷等不适，可以适当加入生姜或干姜，以减轻绿茶的苦寒之性，防止寒凉太过而更伤脾胃。

四、中药茶饮的制作方法

一首中药茶饮方的制作可分三个步骤：
1.选择合适的原材料；
2.确定各药材的用量；
3.选择合适的配制方法。
为了使茶饮达到应有的保健或治疗效果，这三个方面都有一定的要求。

（一）选材

巧妇难为无米之炊，即使有严谨的配伍原则，但若缺少制作茶饮必备的原材料，那原则也无用武之地了。

首先是茶叶的选择。目前市面上的茶叶种类繁多，不同的茶叶功效也不同，若茶饮需要使用茶叶，则需要根据使用目的及具体疾病的情况，如针对风热感冒，则可选择绿茶。

其次是中药材的选择。中药有其自身的性味，中医称为"四气五味"，四气指"寒、热、温、凉"，五味指"酸、苦、甘（淡）、辛、咸"，其中淡味归属于甘味。如有些中药气味芳香，像佩兰、藿香一类；有些却刺鼻难闻，如乳香、没药；有些中药其味甘甜，如甘草、麦冬；有的则苦涩酸咸，如黄连、五味子。有的中药偏性极大，如大辛大热的肉桂、附子，苦寒较甚的大黄、石膏等。中药茶疗的疗效固然重要，但其口感也是一个不容忽视的因素，好的口感便于人们接受并长期饮用。若茶饮的口感与普通中药煎剂无异，那为何不直接服用传统汤药？因此，茶饮中一般选用甘甜可口、气味芳芳的中药，而少用或不用口感苦涩、气味刺鼻、大苦大寒等偏性较大或有毒性的药物。中药另一部分是选择药食同源类材料，如生姜、大枣等，其选用的原则同中药。

目前各大医院和中药店都可以购买中药，药食同源类药材可在超市或集市购买。

（二）剂量

中药茶饮方其特点是即时饮用，便于携带，一般的茶具或其他冲泡器具容积较小，无法容纳较多的药材，故其药材的用量一般小于传统的中药煎剂，一剂茶饮方中每种药材用量控制在3~6g，最多不超过9g。

（三）配制方法

1.冲泡法

冲泡法，也是传统茶饮的制作方法，即将所有药材装入容器内，冲入适当沸水，加盖闷泡一定时间后饮用。本方法便捷快速，是中药茶饮最常用的方法。

根据材料的不同，冲泡法有直接冲泡和打粉冲泡两种形式。

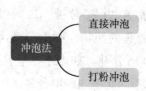

直接冲泡，适用于药材和茶疗方总剂量相对较少，或以茶叶和花草类中药为主要材料的茶疗方。因花草类质轻性脆，通过普通冲泡即可析出有效成分，也更容易放进容积小的冲泡器具。但某些叶状的如荷叶、桑叶、淡竹叶等中药，在冲泡前应将其剪成小片状，便于冲泡和析出有效成分。

打粉冲泡，或研末冲泡，指针对茶疗方中有果实类或籽类的材料，如山楂、罗汉果、砂仁、豆蔻、五味子、柏子仁等，这些药材质地较硬，若直接冲泡，有效成分无法充分析出，需要捣碎或打成粉末状，再进行冲泡。

如果需长期饮用某药茶方，可将方中材料全部打磨成粉，在饮用时，取一定量的药粉装入纱布袋放入容器中，直接冲泡。

水量

冲泡水量没有硬性的标准，一般以没过药材为度，具体可根据个人口味的浓淡进行调整。

冲泡时间

首次冲泡，加盖焖泡的时间一般在15~20分钟，随后的焖泡时间可逐渐缩短。一剂茶饮方可以反复冲泡3~4次，直至味道变淡为止。

2.煎煮法

煎煮法是我国最早使用的传统的煎药方法，是将药茶原料加水、加热煎煮、取汁饮用的方法，也称"水煮法"。本方法适合药材较多的药茶方，其特点是可在短时间内将有效成分析出。

煎煮容器

煎煮容器以砂锅为佳，也可以用陶瓷、瓦罐等。应避免使用金属器具，如铁、铜、铝等制品的容器，防止金属与药物中的成分发生化学反应而降低药效或增加副作用。

煎煮方法

（1）浸泡：将所有药材用800~1000毫升冷水浸泡（视药物总量而定或以没过药物为度）半小时左右。

（2）水量：浸泡过后，可根据药材吸收水分的程度，再适当添加水至高出药面2~4cm左右。

（3）煎煮时间：根据药物性质和疾病的情况而定，一般初次煎煮时先用武火煮开，煮沸后改用文火继续煎煮20~30分钟，二煎以沸腾后再继续煎煮15~20分钟。如方中有行气、解表、芳香的药物，则头煎煮沸后再继续煎煮15~20分钟为宜，二煎煮沸后继续煎煮10~15分钟。如方中滋补药物居多，则头煎沸腾后可继续煎煮40~60分钟，二煎沸腾后再煎煮30~40分钟。

（4）煎煮次数：一般情况下，每剂药茶方可煎煮两次，有利于有效成分彻底析出。

（5）取药：茶饮煎煮完之后，待茶汤稍冷却，可用纱布将茶汤过滤或绞渣取汁，倒入干净的容器中，用茶杯装盛饮用。饮用时可将两次煎煮的茶汤混合，使茶汤浓度均匀。

（四）注意事项

药茶的存放：

（1）未经冲泡及煎煮的药茶应存放在阴凉避光、干燥通风之处，用陶瓷或搪瓷容器密闭保存。

（2）不同种类的药茶应分类存放，以免混合而产生副作用。

（3）药茶不宜存放过久，以免变质。变质的药茶应丢弃。

不适用于制作药茶的中药：

（1）有毒类中药：川乌、草乌、附子、全蝎等。

（2）动物类：牡蛎、海蛤壳、乌梢蛇等。

（3）矿物类：磁石、紫石英、石膏、珍珠等。

（4）味腥膻类：水蛭、乳香、没药、土鳖虫、地龙等。

五、中药茶饮的饮用方法

中药茶饮的饮用方式就同饮茶一样，每日不定时均可饮用。如果用于养生保健，每日饮用次数可以适当增加，并且可以长期饮用，以个人感受为准；如果用于治疗疾病，则需要根据具体病情，制定合理的疗程，规定每日的饮用次数、饮用的时间段。

热服与凉服的区别

热服：适用于中医辨证为寒性的病证及大部分茶饮，饮用时需趁热、趁温，但不宜过烫。

凉服：适用于中医辨证为热性的病证或夏季时，需将茶汤放至常温后饮用，但不宜过凉或冷藏后饮用，以免刺激消化道产生不良反应。

注意事项：

1.饮用量：保健类药茶每日饮用的量可根据个人感受调整；治疗类的药茶每日饮用量不应超过1000ml。若饮用过量则可出现副反应，如兴奋、尿频尿急、心慌心悸、头晕等。

2.饮用时间：睡前及饭前饭后都不宜饮用药茶。

3.忌口：药茶同中药煎剂，具有一定功效，为了确保疗效，饮用时应注意忌口。如饮用滋补类药茶时，一般不能食用生萝卜、生莱菔子或香菜、芥菜等破气发散的药物及食物。如饮用具有清热解毒功效的药茶时，一般不宜食用辛辣、油腻、腥膻的食物。如饮用解表发散的药茶时，则不能食用生冷、油腻、酸甜的食物。

4.尽量不与西药同服。为避免药茶疗效受影响，西药和药茶一般不能同时服用。

六、中医常见证型分类

（一）气虚证

定义： 指人体元气过度损耗难以自复，或者因某些原因导致元气生成不足，从而出现各生理机能衰退的证候。

病因： 先天禀赋不足；后天失养；劳倦内伤；久病体虚；年老体弱等。

临床表现： 主要表现为周身绵软无力，少气懒言，声低息短，眩晕，自汗，易感冒，或排便无力，偶有持续低烧等现象，且动则诸症加剧。舌质淡嫩或胖，苔薄或白，脉虚无力或虚大有濡象。

（二）气陷证

定义： 本证由气虚发展而来，指气虚升举无力而反下陷所表现的证候。

病因： 多见于严重气虚患者；或因骤然用力过猛，劳累过度等。

临床表现： 除一般气虚临床表现外，还常见脏器下垂，如脱肛、子宫脱垂、胃下垂等，二便滑泄难禁，腹部坠胀感。舌质淡嫩，苔薄白，脉沉弱。

（三）气滞证

定义： 人体脏腑、经络之气受某种因素阻碍或抑制，致某一部位气机运行不畅，留滞难行所表现的证候。

病因： 七情郁结；有形之病邪阻滞，如痰饮、瘀血、寄生虫、风、寒、暑、湿、燥、火六淫之邪、积食、宿便等；外伤；或气虚推动无力，气难运行而阻于局部等。

临床表现： 主要表现为局部胀满疼痛、憋闷或窜痛，两胁肋部多见，亦可见于头面、胸腹或四肢等部位，喜叹息，或排气之后症状略有缓解，二便排泄不爽，消化功能不良；有时可在腹部出现聚散无常、边缘不清的质软痞块；女性常见乳房胀痛，行经不畅等。舌质淡红或黯，脉弦或涩。

（四）气逆证

定义：人体脏腑之气运行不循常道，升降无度，当降不降而反上逆所表现的证候。

病因：气逆是在气滞基础上发展而来，多见于情志过激，或受火、热、暑等性质属向上向外之邪的侵袭；痰饮、瘀血等。

临床表现：临床多见肝、肺、胃气逆的病变，如肺气上逆则咳嗽气喘，胃气上逆则可见呕吐、嗳气、呃逆、恶心，肝气上逆则见头晕目眩，头痛，呕血、咯血，重则昏厥。

（五）血虚证

定义：指体内营血亏少或生成障碍，脏腑、经络、四肢失养，全身虚弱所表现出的证候。

病因：禀赋不足；后天失养，生化乏源；各种急慢性出血；久病劳倦；思虑过度，暗耗阴血；瘀血阻滞，新血不生等。

临床表现：一般表现为面色苍白无华、萎黄，口唇、爪甲、黏膜淡白无血色，头晕眼花，心慌心悸，失眠，毛发不荣，肢体发麻或皮肤瘙痒，妇女可见月经量少色淡，延期或闭经。舌质淡白，苔薄或白，脉沉细或有涩象等。

（六）血瘀证

定义：凡因血液运行不畅，或脉道闭塞，血液阻滞于局部，或因血液外溢或内凝，致使离经之血不能及时排出和吸收而蓄积体内，均称为瘀血。由瘀血内阻引起的病症称为血瘀证。

病因：外伤；气机运行失常，如气滞、气虚、气郁等；外邪入侵，如寒邪、湿邪、痰饮、火热煎熬；久病劳倦等。

临床表现：常表现为局部的瘀痛、瘀斑、瘀块等症状。其疼痛多表现为刺痛，且固定不移，痛而拒按，常在夜间加重；瘀斑多见于皮肤黏膜或舌上，色紫黯，或肌肤表面红丝如缕，或腹壁、四肢青筋显露等；瘀块在体表者，色呈青紫；在腹内者，常坚硬，固定不移。容易反复出血，血色紫暗，常夹血块；面色黧黑，肌肤甲错；或大便色黑如柏油。或有情志的改变，如发狂，痴呆等。妇女多见痛经、崩漏、闭经，月经量少色黑，多夹血块。舌质青紫黯，有瘀斑瘀点，苔白或薄白腻，脉细涩。

（七）血热证

定义：由于某些因素而致血分有热而表现出来的证候。

病因： 外感火热之邪；五志过极；烦劳；嗜酒；房劳过度等。

临床表现： 多表现为不同部位的出血，如咳血，吐血，尿血，便血，鼻衄；或皮肤或黏膜发红斑，颜色鲜红；或身热夜甚，心烦失眠，或有谵语，或口渴。妇女多见月经先期，月经量多色深红。舌质红绛，苔黄，脉弦数或洪。

（八）血寒证

定义： 指营血失于温养或寒邪入血，局部脉络凝滞，血行不畅的病理状态。

病因： 外感寒邪，或体内阳气亏虚，寒邪内生；嗜食生冷，贪凉饮冷；房劳过度等。

临床表现： 四肢冰冷或疼痛，喜暖畏寒，得温痛减，肤色紫暗，常年形寒怕冷。妇女表现为痛经，月经延期，月经量少，经色紫暗，夹有血块。舌质淡黯，苔白，脉沉迟涩。

（九）阳虚证

定义： 阳虚为气虚的进一步发展，指阳气损耗过度或生成不及，部分生理机能减退或衰弱，机体适应性反应能力降低而表现出来的近似于"热量不足"的证候。

病因： 先天禀赋不足；后天失于补养；房劳过度；久病体虚。

临床表现： 主要表现为形寒肢冷，喜暖畏寒，面色苍白，神疲乏力，喜静恶躁，汗出发凉（冷汗），小便清长，大便溏或夹有未消化食物（下利清谷）。更甚者阳气暴脱可见面红如妆，躁扰不安等虚型亢奋症状。舌质淡胖而嫩，色微青，苔白润，脉沉迟无力。

（十）阴虚证

定义： 指体内阴液亏损，阴不制阳，致使不能滋润、濡养脏腑而引起的病理证候。

病因： 先天不足；久病劳倦；外感邪热，热邪久羁，或五志过极化火，或过服温燥之药，煎熬劫烁；或因中焦生化不及，水谷精微难以化生阴液；房劳过度；大汗、亡血、呕吐、腹泻等。

临床表现： 常见形体瘦小，五心烦热，盗汗，便秘，口燥咽干，两颧潮红，耳鸣眩晕。舌质红，有裂纹，苔少或光剥，脉细或细数。

（十一）痰湿证

定义： 脏腑功能失调，水液输布、代谢障碍，而致水液凝结停聚于脏腑、经络、组织之间，久而成痰湿之邪而表现的病证。

病因：脏腑机能衰退；久居潮湿之地；外感六淫；嗜食肥甘厚味。

临床表现：痰湿之邪在人体上部则见头晕目眩、头重；咳嗽咳痰，痰色白质清稀；喉中异物感；胸闷胁胀；心慌心悸或神昏癫狂。在人体中部则见脘痞、恶心，呕吐痰涎，腹胀满闷，肠鸣漉漉，或食欲下降。痰湿在下则见下肢水肿，妇女则见带下。痰湿在四肢、经络则可见肢体麻木、半身不遂、半身汗出等。舌质淡红或淡白，舌体胖大，边有齿痕，苔白厚腻或白滑，脉象多弦滑或沉滑。

（十二）湿热证

定义：湿邪与热邪相合而产生的一系列证候。

病因：脾虚生湿，或久居湿热之地，或体内素有湿邪，久郁化热；体内素有蕴热之人感受湿邪，湿从热化；嗜烟酒、甜食、肥甘厚腻之品；熬夜；滋补太过。

临床表现：面色淡黄或油腻微垢，多粉刺、痤疮，食欲减退，四肢沉重，头重昏沉，口苦，口渴不欲饮或饮水不解渴，排便不爽，排便时肛门口有灼热感，小便黄赤、浑浊，失眠，汗出发黏、酸臭，阴部潮湿感等。

药材篇

一、茶叶类

我国很早就对茶叶进行了记载，历代本草和医家论述了茶叶丰富的功用，并留下以茶叶入药的经典名方。现将历代本草对茶叶论述之性味、归经、功效总括于下。

【别名】苦荼（《尔雅》），茶、茗、荈（《尔雅》郭璞注），蔎（《茶经》），腊茶（《圣济总录》），茶芽（《本草别说》），芽茶（《简单便方》），细茶（《万氏家抄方》）。

【性味与归经】苦、甘，凉。归心、肺、胃经。

《新修本草》："味甘苦，微寒，无毒。"

《汤液本草》："入手、足厥阴经。"

《本草求真》："入胃、肾。"

【功效】清头目，除烦渴，化痰，消食，利尿，解毒。

【文献记载】《本草经集注》言茶叶："（主）好眠。"《新修本草》记载茶叶"主瘘疮，利小便，去淡（痰）热渴。主下气，消宿食"。《日用本草》记："除烦止渴，解腻清神。""炒煎饮，治热毒赤白痢；同芎䓖、葱白煎饮，止头痛。"《随息居饮食谱》："清心神，凉肝胆，涤热，肃肺胃。"

【茶饮常用量】3~6g，水冲泡或入散剂。失眠者忌服。

【经典名方】

（1）**茶调散**：出自《赤水玄珠》，本方将川芎、白芷、薄荷等药研制成细末，用茶调下，主治风热上攻之头痛。

（2）**姜茶散**：出自《圣济总录》，本方先煎煮茶末，再调干姜末服之，主治霍乱后烦躁卧不安。

我国具有悠久的饮茶历史，茶叶品目繁多。因此，历代人们对茶叶种类的划分也不断变化。唐宋以茶的外形分类，《茶经》中称"饮有粗茶、散茶、末茶、饼茶"。元代则根据茶质将散茶分为"芽茶"和"叶茶"。明代以汤色作为茶叶分类的重要依据，将茶叶分为白茶、绿茶、黄茶、红茶和黑茶等五大类。明末清初出现乌龙茶后统称为六大基本茶类。至今，我国对茶叶的分类大体依此六大基本茶类进行。

虽然茶叶具有丰富的药用价值和保健功用，但不同茶叶由于产地、加工工艺等的不同，所具性味和功效也各有差异，各有适宜及不适宜的人群。因此，选择适合自身体质的茶饮尤为重要，故此处将各茶叶之性味、功效、宜忌分述于下。

（一）绿茶

绿茶属于不发酵茶，最大限度地保留了茶叶原有的营养物质和天然的清香，因此，绿茶在各类茶中营养价值最高。其代表有西湖龙井、洞庭碧螺春、信阳毛尖、黄山毛峰等。

绿茶性偏凉，具有清热解毒、祛暑降火、利尿等功效，适宜于阴虚阳亢及湿热体质的人群饮用，尤其适宜于夏季饮用。现代研究发现，绿茶还有预防心血管疾病、抗氧化、提高免疫力、抑制和杀灭细菌等功效，适宜于动脉硬化、高血压、冠心病等属于阴虚阳亢及湿热体质的患者。

绿茶冲泡的水温不宜过高，以80℃为宜，否则会破坏茶饮中的营养物质。

阳虚体质和脾胃功能较弱，易腹泻的人群不宜饮用绿茶。

（二）红茶

红茶属于全发酵茶，由于经过发酵，其温性增加，因此对脾胃的刺激较绿茶减低，同时其营养物质也更易被人体吸收。其代表有安徽祁红、云南滇红。

红茶性偏温，具有健脾、祛寒，止泻的功效，适宜于阳虚体质的人群饮用，尤其冬季更宜。现代研究发现，红茶还具有促进血液循环、降低胆固醇等功效。

阴虚及阳盛体质的人不宜饮用红茶。

（三）青茶

青茶多称乌龙茶，属于半发酵茶，介于红茶与绿茶之间，因此其既有绿茶的清香，又有红茶的醇厚。其代表有武夷岩茶（大红袍）、铁观音、冻顶乌龙茶等。

青茶性平和，具有健脾助运的功效，适宜于痰湿及湿热体质的人群。现代研究发现，青茶具有很好的分解蛋白质和脂肪的作用，具有很好的减肥保健效果。因此，青茶在日本亦被称为"美容茶"、"健美茶"。

（四）白茶

白茶属于轻微发酵茶，汤色浅淡，味甘醇。其主要代表有福建福鼎一带的白茶。

白茶性清凉，具有清热养阴、平肝降火、祛暑解毒等功效，适宜于阴虚阳亢、肝火上炎等人群。现代研究表明白茶能够促进人体脂肪分解代谢，控制胰岛素分泌，促进血糖平衡，因此适宜于糖尿病人群的日常预防与控制。

阳虚畏寒体质及脾胃功能较弱的人群不宜饮用白茶。

（五）黄茶

黄茶属于轻发酵茶，加工工艺较绿茶增加了一道"闷黄"工艺，因此其特点为"黄叶黄汤"。黄茶代表有君山银针、蒙顶黄芽、霍山黄芽、远安黄茶等。

黄茶性微温，具有健运脾胃、消食导滞等功效，适宜于消化不良、易疲劳等的气虚体质及脾胃功能较弱的人群。现代研究表明，黄茶还具有防癌、抗癌的作用。

阴虚体质的人群不宜饮用黄茶。

（六）黑茶

黑茶属于后发酵茶，汤色多呈黑褐、橙黄或棕红色，香气鲜美、醇陈。其代表有普洱茶、广西六堡、四川黑茶等。

黑茶性偏温，具有健脾化运降浊的功效，适宜于脾胃不足，内生痰湿的人群饮用。现代研究表明，黑茶还具有降血糖、降血脂、降血压、抗氧化的作用，适宜于老年人群控制血糖、血压等的日常保健饮用。

阴虚及阳盛体质的人群不宜饮用。

[参考文献]

[1] 茶的种类与健康 [J] . 监督与选择，1998（05）：3-5.

[2] 杨崇仁，陈可可，张颖君. 茶叶的分类与普洱茶的定义 [J] . 茶叶科学技术，2006（02）：37-38.

[3] 彭文. 茶叶品种不同，养生功效各异 [J] . 江苏卫生保健，2020（07）：41.

[4] 蒋萍萍，伍琳琳，王铁龙，孙利. 黑茶的研究进展 [J] . 农产品加工，2020（05）：73-78.

二、补益类

（一）补气类

1.党参

【性味与归经】甘，平。归脾，肺经。

【功效】补脾肺气，补血，生津。

【文献记载】《本草纲目拾遗》记党参"治肺虚，益肺气"。《本草正义》："（党参）补脾养胃，润肺生津，健运中气，本与人参不甚相远。"现代《中药学》言党参较人参作用缓和，药力薄弱，将其功用归纳为主治肺脾气虚证，气血两虚证，气津两伤证。

【茶饮常用量】3~6g，沸水闷盖30分钟，或煮茶壶煎煮20分钟。不宜与藜芦同用。

2.西洋参

【性味与归经】甘、微苦，凉。归肺、心、肾、脾经。

【功效】补气养阴，清热生津。

【文献记载】西洋参首见于《增订本草备要》。《本草从新》云："（西洋参）补肺降火，生津液，除烦倦。虚而有火者相宜。"现代《中药学》记载西洋参可主治气阴两伤证，肺气虚证，肺阴虚证及热病气虚津伤。

【茶饮常用量】3~6g，沸水闷盖30分钟，或煮茶壶煎煮20分钟。不宜与藜芦同用。

【经典名方】

清暑益气汤：出自《温热经纬》，主治暑热气津两伤证，症见身热汗多，心烦口渴，小便短赤，倦怠少气，脉虚数等。

3.黄芪

【性味与归经】甘，微温。归脾、肺经。

【功效】健脾补中，升阳举陷，益卫固表，利尿，托毒生肌。

【文献记载】《神农本草经》将黄芪列为上品，古写作"黄耆"，《本经》言黄芪"主治痈疽，久败疮，排脓止痛，大风，痢疾，五痔，鼠瘘，补虚，小儿百病"。现代《中药学》将黄芪应用总结为主治脾气虚证和肺气虚证，可治气虚自汗，气血亏虚，疮疡难溃难腐，或溃久难敛。

【茶饮常用量】3~6g，沸水闷盖30分钟，或煮茶壶煎煮20分钟。

【经典名方】

（1）**当归补血汤**：出自《兰室秘藏》，与当归同用，重用黄芪，以求"有形之血不能速生，无形之气所当急固"之意，补气生血，主治血虚发热证，体现东垣"甘温除热"之法。

（2）**补中益气汤**：出自《脾胃论》，与升麻、柴胡等品同用，以达升阳举陷之效，治疗中气下陷之证。

4.甘草

【性味与归经】甘，平。归心、肺、脾、胃经。

【功效】补脾益气，祛痰止咳，缓急止痛，清热解毒，调和诸药。

【文献记载】甘草为《神农本草经》之上品，"主五脏六腑寒热邪气，坚筋骨，长肌肉，倍气力，金疮肿，解毒。久服轻身延年"。李时珍《本草纲目》言甘草

"解小儿胎毒惊痫，降火止痛"。现代《中药学》归纳甘草可主治心气不足，脾气虚证，亦可治咳喘，脘腹、四肢挛急疼痛，热毒疮疡，咽喉肿痛和药食中毒，同时还具有调和药性的功效。

【茶饮常用量】3~6g，生用可清热解毒，炙用可增强补益之功。沸水闷盖20分钟，或煮茶壶煎煮15分钟。不宜与甘遂、京大戟、芫花、海藻同用。湿盛水肿者不宜用。

【经典名方】

（1）炙甘草汤：出自《伤寒论》，原文谓："伤寒，脉结代，心动悸，炙甘草汤主之。"本方可补气养血，主治心气不足之心悸，脉结代。

（2）四君子汤：出自《太平惠民和剂局方》，本方为补气之基础之剂，四药甘温和缓，健补脾胃，后世在本方基础之上加减以治疗脾胃气虚之证。

5.白术

【性味与归经】甘、苦，温。归脾、胃经。

【功效】健脾益气，燥湿利尿，止汗，安胎。

【文献记载】古时统称白术与苍术为"术"。《神农本草经》记载："（术）主风寒湿痹死肌，痉疸，止汗，除热消食。作煎饵，久服轻身延年不饥。"现代《中药学》将白术主治归纳为治疗脾气虚证，气虚自汗，脾虚胎动不安。

【茶饮常用量】3~6g，沸水闷盖15分钟，或煮茶壶煎煮10分钟。

【经典名方】

（1）白术调中汤：出自《宣明论》，与茯苓、泽泻、干姜、藿香等合用，主治寒湿相搏，吐泻腹痛之证。

（2）四君子汤：见"甘草"。

6.山药

【性味与归经】甘，平。归脾、肺、肾经。

【功效】补脾养胃，生津益肺，补肾涩精。

【文献记载】《神农本草经》谓山药"补中，益气力，长肌肉"。《本草纲目》记载山药"益肾气，健脾胃，止泄痢，化痰涎，润皮毛"。现代《中药学》言山药主治脾虚证、肺虚证、肾虚证和消渴气阴两虚证。

【茶饮常用量】5~10g，沸水闷盖30分钟，或煮茶壶煎煮20分钟。

【经典名方】

（1）参苓白术散：出自《太平惠民和剂局方》，与参、术同用，益气健脾，渗湿止泻，主治脾虚湿盛证。徐大椿谓"此健脾强胃之剂，为土虚不能胜湿吐泻之专方"。

（2）**玉液汤**：出自《医学衷中参西录》，与黄芪、天花粉等品配伍，主治消渴气阴两伤之证，张锡纯自言"消渴之证，多由于元气不升，此方乃升元气以止渴者也"。

7.大枣

【**性味与归经**】甘，温。归脾、胃、心经。

【**功效**】补中益气，养血安神。

【**文献记载**】枣为《本经》之上品，《本经》言大枣"安中，养脾胃，平胃气，通九窍，助十二经，补少气、少津液、身中不足，大惊四肢重，和百药。久服轻身延年"。现代《中药学》记大枣主治脾虚证和脏躁，有保护胃气，缓和药性峻烈之药的功效。

【**茶饮常用量**】6~9枚，沸水闷盖30分钟，或煮茶壶煎煮20分钟。

【**经典名方**】

甘麦大枣汤：出自《金匮要略》，具有养心安神，和中缓急之效，为治疗脏躁之代表方剂。《金匮要略》原文言："妇人脏躁，喜悲伤欲哭，像如神灵所作，数欠伸，甘麦大枣汤主之。"

（二）补血类

1.熟地黄

【**性味与归经**】甘，微温。归肝、肾经。

【**功效**】补血养阴，填精益髓。

【**文献记载**】地黄始见于《神农本草经》。熟地黄在《本草纲目》中记载："填骨髓，长肌肉，生精血，补五脏内伤不足，通血脉，利耳目，黑须发，男子五劳七伤，女子伤中胞漏，经候不调，胎产百病。"现代《中药学》将熟地的补益之功归纳为主治血虚诸症及肝肾阴虚诸症。

【**茶饮常用量**】3~6g，沸水闷盖30分钟，或煮茶壶煎煮20分钟。

【**经典名方**】

（1）**四物汤**：出自《太平惠民和剂局方》，本品为治血虚诸证的基础方，可治疗血虚所致的面色萎黄，眩晕，心悸，失眠及妇科诸症。

（2）**六味地黄丸**：出自《小儿药证直诀》，本方原为钱乙治小儿禀赋不足所设，后世用于肾阴精不足之证，为补肾填精的基础方。

2.当归

【**性味与归经**】甘、辛，温。归肝、心、脾经。

【**功效**】补血调经，活血止痛，润肠通便。

【文献记载】《神农本草经》言当归"主咳逆上气，温疟寒热洒洒在皮肤中，妇人漏下绝子，诸恶疮疡金疮。"《本草纲目》记载当归："治头痛，心腹诸痛，润肠胃筋骨皮肤，治痈疽，排脓止痛，和血补血。"现代《中药学》归纳总结当归可治血虚诸症，血虚血瘀，月经不调，经闭，痛经，虚寒性腹痛，风寒痹痛等。

【茶饮常用量】3~6g，沸水闷盖30分钟，或煮茶壶煎煮20分钟。

【经典名方】

（1）四物汤：见"熟地黄"。

（2）当归补血汤：见"黄芪"。

3.龙眼肉

【性味与归经】甘，温。归心、脾经。

【功效】补益心脾，养血安神。

【文献记载】《神农本草经》记载龙眼肉："主安志，厌食，久服强魂，聪明轻身不老，通神明。"李时珍言龙眼肉"开胃益脾，补虚长智"。现代《中药学》将龙眼肉应用归纳为治疗思虑过度，劳伤心脾，惊悸怔忡和失眠健忘。

【茶饮常用量】3~6g，沸水闷盖30分钟，或煮茶壶煎煮20分钟。

【经典名方】

归脾汤：出自《济生方》，具有益气补血，健脾养心之功，主治心脾气血两虚证和脾不统血证，症见健忘怔忡，虚烦不眠，自汗惊悸。

4.白芍

【性味与归经】苦、酸，微寒。归肝、脾经。

【功效】养血敛阴，柔肝止痛，平抑肝阳。

【文献记载】白芍与赤芍古时统称芍药。《本经》言芍药："主邪气腹痛，除血痹，破坚积，寒热疝瘕，止痛，利小便，益气。"李时珍言，"（芍药）同白术补脾，同芎䓖泻肝，同人参补气，同当归补血，同甘草止腹痛，同黄连止泻痢，同防风发痘疹，同姜、枣温经散寒"。现代《中药学》归纳白芍主治肝血亏虚，肝脾不和和肝阳上亢，长于养血调经，敛阴止汗，平抑肝阳。

【茶饮常用量】3~6g，沸水闷盖20分钟，或煮茶壶煎煮15分钟。反藜芦。

【经典名方】

（1）四物汤：见"熟地黄"。

（2）芍药甘草汤：出自《伤寒论》，本方具有缓急止痛之功，可治阴血亏虚，筋脉失养而致手足挛急疼痛之症。

（三）补阴类

1.北沙参

【性味与归经】甘、微苦，微寒。归肺、胃经。

【功效】养阴清肺，益胃生津。

【文献记载】北沙参首见于《本草汇言》。《本经》记载沙参："主血结惊气，除寒热，补中，益肺气。"李时珍言沙参"清肺火，治久咳肺痿"。现代《中药学》记录北沙参清养肺胃作用较强，适用于阴虚肺燥有热，以及胃阴虚有热。

【茶饮常用量】3~9g，沸水闷盖30分钟，或煮茶壶煎煮20分钟。反藜芦。

2.南沙参

【性味与归经】甘，微寒。归肺、胃经。

【功效】养阴清肺，清胃生津，补气，化痰。

【文献记载】现代《中药学》言南沙参与北沙参功用相似，但南沙参益气、祛痰之力较北沙参强，适于气阴两伤及燥痰咳嗽者。

【茶饮常用量】3~9g，沸水闷盖30分钟，或煮茶壶煎煮20分钟。反藜芦。

【经典名方】

益胃汤：出自《温病条辨》，原治阳明温病，耗伤胃阴之证，原文言："阳明温病，下后汗出，当复其阴，益胃汤主之。"现多作为滋养胃阴之常用方。

3.麦冬

【性味与归经】甘、微苦，微寒。归胃、肺、心经。

【功效】养阴生津，润肺清心。

【文献记载】《神农本草经》将麦冬列为上品，言其"主心腹结气，伤中伤饱，胃络脉绝，羸瘦短气。久服轻身不老不饥"。现代《中药学》将麦冬功用归为主治胃阴虚、肺阴虚和心阴虚证。

【茶饮常用量】3~9g，沸水闷盖30分钟，或煮茶壶煎煮20分钟。

【经典名方】

（1）**麦门冬汤**：出自《金匮要略》肺痿肺痈咳嗽上气篇，原治虚热肺痿，原文言："大逆上气，咽喉不利，止逆下气者，麦门冬汤主之。"本方现亦治胃阴不足，阴虚内热之证。

（2）**增液汤**：出自《温病条辨》，本方主治热邪伤津，津亏肠燥便秘证。三药养阴生津，《温病条辨》谓之，"寓泻于补，以补药之体，作泻药之用"。

4.天冬

【性味与归经】甘、苦，寒。归肺、肾、胃经。

【功效】养阴润燥，清肺生津。

【文献记载】天冬首见于《神农本草经》："主诸暴风湿偏痹，强骨髓，杀三虫，去伏尸。久服轻身益气延年。"李时珍言："天门冬清金降火，益水之上源，故能下通肾气，入滋补方合群药用之有效。若脾胃虚寒人，单饵既久，必病肠滑，反成痼疾。此物性寒而润，能利大肠故也。"现代《中药学》总结天冬可主治肺阴虚证，肾阴虚证，热病伤津之食欲不振、口渴及肠燥便秘。

【茶饮常用量】3~9g，沸水闷盖30分钟，或煮茶壶煎煮20分钟。

5.百合

【性味与归经】甘，微寒。归肺、心、胃经。

【功效】养阴润肺，清心安神。

【文献记载】《本草纲目拾遗》言百合"清痰火，补虚损"。现代《中药学》记录百合可治疗阴虚燥咳，劳嗽咳血，阴虚有热之失眠心悸以及百合病心肺阴虚内热证，亦可治疗胃阴虚有热之胃脘疼痛。

【茶饮常用量】3~6g，沸水闷盖20分钟，或煮茶壶煎煮15分钟。

【经典名方】

（1）**百合地黄汤**：出自《金匮要略》，主治百合病，症见"意欲食复不能食，欲卧不能卧，欲行不能行，如寒无寒，如热无热"。现多用于心肺阴虚内热之证。

（2）**百合固金汤**：出自《慎斋遗书》，与生地、玄参、川贝等配伍，具有清肺化痰之效，主治肺虚久咳，劳嗽咳血之证。

6.玉竹

【性味与归经】甘，微寒。归肺、胃经。

【功效】养阴润燥，生津止渴。

【文献记载】玉竹首见于《神农本草经》："主中风暴热，不能动摇，跌筋结肉，诸不足。"现代《中药学》记载百合可治疗肺阴虚，胃阴虚，以及热伤心阴之烦热多汗、惊悸等症。

【茶饮常用量】3~6g，沸水闷盖20分钟，或煮茶壶煎煮15分钟。

【经典名方】

加减葳蕤汤：出自《重订通俗伤寒论》，主治阴虚之人外感风热证，汗不伤阴，滋不碍邪。

7.黄精

【性味与归经】甘，平。归脾、肺、肾经。

【功效】补气养阴，健脾，润肺，益肾。

【文献记载】《本草纲目》记载黄精"补诸虚，止寒热，填精髓，下三尸虫"。现代《中药学》将黄精应用归纳为主治阴虚肺燥、脾胃虚弱和肾精亏虚证。

【茶饮常用量】3~6g，沸水闷盖30分钟，或煮茶壶煎煮20分钟。

8.枸杞子

【性味与归经】甘，平。归肝、肾经。

【功效】滋补肝肾，益精明目。

【文献记载】《神农本草经》将枸杞列为上品，言："枸杞，主五内邪气，热中消渴，周痹风湿。久服，坚筋骨，轻身不老，耐寒暑。"现代《中药学》言枸杞主治肝肾阴虚及早衰，为平补肾精肝血之品。

【茶饮常用量】3~9g，沸水闷盖30分钟，或煮茶壶煎煮20分钟。

【经典名方】

（1）七宝美髯丹：出自《积善堂方》，主治肝肾不足诸症，症见须发早白，脱发，齿牙动摇，腰膝酸软，梦遗滑精，肾虚不育等。

（2）杞菊地黄丸：出自《麻疹全书》，具有滋肾养肝明目之效，主治肝肾阴虚证，见两目昏花，视物模糊，或眼睛干涩等症。

（四）补阳类

1.淫羊藿

【性味与归经】辛、甘，温。归肾、肝经。

【功效】补肾壮阳，祛风除湿。

【文献记载】《神农本草经》云淫羊藿"主阴痿绝伤，茎中痛，利小便，益气力，强志"。现代《中药学》记录淫羊藿可主治肾阳虚衰，阳痿尿频，腰膝无力，风寒湿痹，肢体麻木等症。

【茶饮常用量】3~6g，沸水闷盖30分钟，或煮茶壶煎煮20分钟。

2.杜仲

【性味与归经】甘，温。归肝、肾经。

【功效】补肝肾，强筋骨，安胎。

【文献记载】杜仲被《本经》列为上品，《本经》言其"主腰膝痛，补中益精气，坚筋骨，强志，除阴下痒湿，小便余沥。久服，轻身耐老"。现代《中药学》总结杜仲可治肾虚腰痛及各种腰痛，亦可治疗胎动不安。

【茶饮常用量】3~6g，沸水闷盖30分钟，或煮茶壶煎煮20分钟。

3.肉苁蓉

【性味与归经】甘、咸，温。归肾、大肠经。

【功效】补肾助阳，润肠通便。

【文献记载】《神农本草经》记载肉苁蓉"主五劳七伤，补中，除茎中寒热痛，养五脏，强阴，益精气，多子，妇人癥瘕。久服轻身"。现代《中药学》言肉苁蓉可治肾阳亏虚所致的诸症，如阳痿早泄，宫冷不孕，腰膝酸痛，痿软无力等；亦可治疗肠燥津枯之便秘。

【茶饮常用量】3~6g，沸水闷盖30分钟，或煮茶壶煎煮20分钟。

【经典名方】

济川煎：出自《景岳全书》，本方治疗肾虚便秘，具有温肾填精之效，寓润下于温补之中，为寓通于补之剂。

4.菟丝子

【性味与归经】辛、甘，平。归肾、肝、脾经。

【功效】补肾益精，养肝明目，止泻，安胎。

【文献记载】《神农本草经》言菟丝子"主续绝伤、补不足，益气力肥健"。现代《中药学》记菟丝子可治疗肾虚腰痛，阳痿遗精，尿频，宫冷不孕，肝肾不足，脾肾阳虚，肾虚胎动不安等症。

【茶饮常用量】3~6g，沸水闷盖30分钟，或煮茶壶煎煮20分钟。

【经典名方】

五子衍宗丸：出自《丹溪心法》，本方具有补肾益精之效，主治肾虚精亏所致的阳痿不育、遗精早泄、腰痛等诸症。

三、解表类

（一）发散风寒类

1.紫苏

【性味与归经】辛，温。归肺、脾经。

【功效】解表散寒，行气宽中，解鱼蟹毒。

【文献记载】紫苏首见于《名医别录》。《本草纲目》言紫苏"行气宽中，消痰利肺，和血，温中，止痛，定喘，安胎"。现代《中药学》则总结紫苏可用于外感风寒感冒轻证，中焦气滞所致的胸脘胀满，恶心呕吐等症，以及食用鱼蟹后引起的腹痛吐泻的中毒症状。

【茶饮常用量】3~6g，沸水冲泡闷盖15分钟，或煮茶壶煎煮8分钟。

【经典名方】

（1）紫苏生姜汤：出自《本草汇言》，取紫苏、生姜，水煎服，主治风寒感冒轻证。

（2）杏苏散：出自《温病条辨》，原书记载："燥伤本脏，头微痛，恶寒，咳嗽稀痰，鼻塞，嗌塞，脉弦，无汗，杏苏散主之。"本方具有轻宣凉燥，利肺化痰之效，主治外感凉燥证。

2. 生姜

【性味与归经】辛，温。归肺、脾、胃经。

【功效】解表散寒，温中止呕。

【文献记载】《神农本草经》将姜列入中品，言其"久服去臭气，通神明"。李时珍《本草纲目》记载生姜具有广泛的作用："生用发散，熟用和中。解食野禽中毒成喉痹。姜辛而不荤，去邪辟恶，生啖熟食，醋、酱、糟、盐、蜜煎调和，无不宜之。可蔬，可和，可果，可药，其利博矣。"现代《中药学》将生姜的功用总结为可治疗风寒感冒，脾胃寒证，胃寒呕吐，肺寒咳嗽。

【茶饮常用量】2~5g，沸水冲泡闷盖15分钟，或煮茶壶煎煮8分钟。

【经典名方】

（1）生姜饴糖汤：出自《本草汇言》，取生姜、饴糖，加水煎成浓汤，趁热饮用。本方具有外散寒邪，温肺化痰，止咳之功，用于虚寒性咳嗽咯痰。

（2）生姜半夏汤：出自《金匮要略》，半夏煎汤取汁，加生姜汁适量，煎沸后服用。本品具有和胃化饮，降逆止呕之效。《金匮要略》原文记载："病人胸中似喘不喘，似呕不呕，似哕不哕，彻心中愦愦然无奈者，生姜半夏汤主之。"

3. 香薷

【性味与归经】辛，微温。归肺、脾、胃经。

【功效】发汗解表，化湿和中，利水消肿。

【文献记载】《本草纲目》云香薷："世医治暑病，以香薷饮为首药，然暑有乘凉饮冷，致阳气为阴邪所遏，遂病头痛发热恶寒，烦躁口渴，或吐或泻，或霍乱者，宜用此药，以发越阳气，散水和脾……盖香薷乃夏月解表之药，如冬月之用麻黄，气虚者尤不可多服。"现代《中药学》总结香薷主治风寒感冒，暑湿感冒，水肿脚气等症。

【茶饮常用量】2~5g，沸水冲泡闷盖15分钟，或煮茶壶煎煮8分钟。

【经典名方】

香薷饮：出自《太平惠民和剂局方》，是治疗夏月乘凉饮冷，外感风寒，内伤暑湿所致的阴暑的代表饮品，可以代茶频频饮用，具有解表清暑，健脾利湿的功效。

4. 荆芥

【性味与归经】辛，微温。归肺、肝经。

【功效】祛风解表，透疹消疮，止血。

【文献记载】《神农本草经》言荆芥"主寒热，鼠瘘，瘰疬生疮，破结聚气，下瘀血，除湿痹"。现代《中药学》将荆芥的应用归纳为主治外感表证，麻疹不透，风疹瘙痒，疮疡初起兼有表证及吐衄下血之症。

【茶饮常用量】2~6g，沸水冲泡闷盖15分钟，或煮茶壶煎煮8分钟。

【经典名方】

（1）**荆芥汤**：出自《太平惠民和剂局方》，与桔梗、甘草配伍，主治风热肺壅，咽喉肿痛，语声不出，或如有物哽。

（2）**荆防败毒散**：出自《摄生众妙方》，为祛风散寒、除湿解表之剂，原用于疮疡初起，寒热无汗者，现多治疗外感风寒表证，症见恶寒，发热，无汗，头痛，肢节酸痛，苔薄白。

5.防风

【性味与归经】辛、甘，微温。归膀胱、肝、脾经。

【功效】祛风解表，胜湿止痛，止痉。

【文献记载】《神农本草经》记载："（防风）主大风，头眩痛恶风，风邪目盲无所见，风行周身，骨节疼痹，久服轻身。"李时珍《本草纲目》言："防者，御也。其功疗风最要，故名。"现代《中药学》将防风应用于外感表证，风疹瘙痒，风湿痹痛和破伤风证。

【茶饮常用量】2~5g，沸水冲泡闷盖15分钟，或煮茶壶煎煮8分钟。

【经典名方】

（1）**川芎茶调散**：出自《太平惠民和剂局方》，本品是中药茶饮的代表，以茶入药，具有疏风止痛之效，适用于外感风邪头痛。

（2）**玉屏风散**：出自《丹溪心法》，与黄芪、白术同用，主治表虚自汗，易感风邪。

6.葱白

【性味与归经】辛，温。归肺、胃经。

【功效】发汗解表，散寒通阳

【文献记载】《神农本草经》谓："（葱白）治伤寒寒热，中风面目浮肿，能出汗。"明代《本草纲目》言葱白"除风湿，身痛麻痹，虫积心痛，止大人阳脱，阴毒腹痛，小儿盘肠内钓，妇人妊娠溺血，通乳汁，散乳痈，利耳鸣，涂猘犬伤，制蚯蚓毒"。现代《中药学》将葱白应用归纳为主治风寒感冒以及阴盛格阳之证。

【茶饮常用量】2~5g，沸水冲泡闷盖15分钟，或煮茶壶煎煮8分钟。

【经典名方】

葱豉汤：出自《肘后备急方》，俞根初谓本方为"发汗之通剂"，主治外感风寒初起之轻证，症见恶寒发热，恶寒，头痛鼻塞，苔薄白等。

（二）发散风热类

1. 薄荷

【性味与归经】辛，凉。归肺、肝经。

【功效】疏散风热，清利头目，利咽透疹，疏肝行气。

【文献记载】薄荷首见于《新修本草》。《本草纲目》记载："（薄荷）利咽喉，口齿诸病。治瘰疬，疮疥，风瘙瘾疹。"后世现代《中药学》对《本草纲目》中薄荷的功效进行了拓展，阐释薄荷能够治疗风热感冒、温病初期，风热头痛、目赤多泪、咽喉肿痛，麻疹不透、风疹瘙痒，肝郁气滞、胸闷胁痛等病证，丰富了薄荷的临床应用。

【茶饮常用量】3~6g，沸水冲泡闷盖15分钟，或煮茶壶煎煮8分钟。

【经典名方】

（1）银翘散：出自《温病条辨》，《温病条辨》称本方为"辛凉平剂"，具有辛凉透表，清热解毒之功，主治风温初起。方中药物多芳香轻宣，故不宜久煎，原文记"过煮则味厚而入中焦矣"。

（2）上清散：出自《丹溪心法》，原文言本方"治上热鼻壅塞，头目不清利"，具有疏散上焦风热，清头目，利咽喉之效。

2. 菊花

【性味与归经】辛、甘、苦，微寒。归肺、肝经。

【功效】疏散风热，平抑肝阳，清肝明目，清热解毒。

【文献记载】《神农本草经》言："（菊花）主诸风头眩肿痛，目欲脱，泪出，皮肤死肌，恶风湿痹。久服利血气，轻身耐劳延年。"后世《本草纲目》记载："菊，昔人谓其能除风热，益肝补阴，盖不知其得金水之精英尤多，能益金水二脏也。补水所以制火，益金所以平木，木平则风息，火降则热除，用治诸风头目，其旨深微。"现代《中药学》将菊花的功用概括为主治风热感冒，温病初期；肝阳眩晕，肝风实证；目赤昏花；疮痈肿毒。《中药学》并在其用法中指出疏散风热宜用黄菊花，平肝、清肝明目宜用白菊花。

【茶饮常用量】2~5g，沸水冲泡闷盖15分钟，或煮茶壶煎煮8分钟。茶饮以杭白菊多用。

【经典名方】

（1）桑菊饮：出自《温病条辨》，本品为辛凉解表轻剂，"辛甘化风、辛凉微苦之方"，主治风温初起之咳嗽，原文谓："太阴风温，但咳，身不甚热，微渴者，辛凉轻剂桑菊饮主之。"

（2）**五味消毒饮**：出自《医宗金鉴》，本方具有清热解毒，消散疔疮的功用，为治火热疔毒之常用方。

3.桑叶

【**性味与归经**】辛、苦，寒。归肺、肝经。

【**功效**】疏散风热，清肺润燥，平抑肝阳，清肝明目。

【**文献记载**】《神农本草经》记载桑叶"除寒热，出汗"。《本草纲目》："（桑叶）治劳热咳嗽，明目长发。"现代《中药学》丰富了桑叶的临床应用，总结为主治风热感冒、温病初起，肺热咳嗽、燥热咳嗽，肝阳眩晕和目赤昏花。

【**茶饮常用量**】2~6g，沸水冲泡闷盖15分钟，或煮茶壶煎煮8分钟。

【**经典名方**】

（1）**桑杏汤**：出自《温病条辨》，原文谓："秋感燥气，右脉数大，伤手太阴气分者，桑杏汤主之。"本品轻宣温燥，润肺止咳，主治外感温燥证。

（2）**清燥救肺汤**：出自《医门法律》，本方治疗燥热伤肺、气阴两伤之温燥重证，益气养阴之力较强，宣中有降，清中有润，气阴双补。

4.淡豆豉

【**性味与归经**】苦、辛，凉。归肺、胃经。

【**功效**】解表，除烦，宣发郁热。

【**文献记载**】《本草纲目》言淡豆豉"下气调中，治伤寒温毒发癍，呕逆。"现代《中药学》依各家古籍之论述，将淡豆豉的应用概述为主治外感表证和热病烦闷。

【**茶饮常用量**】2~5g，沸水冲泡闷盖15分钟，或煮茶壶煎煮8分钟。

【**经典名方**】

（1）**葱豉汤**：见"葱白"。

（2）**栀子豉汤**：出自《伤寒论》，主治太阳病发汗吐下后，"心中懊憹，虚烦不得眠"，具有清热除烦之功。

5.柴胡

【**性味与归经**】苦、辛，微寒。归肝、胆经。

【**功效**】解表退热，疏肝解郁，升举阳气。

【**文献记载**】《神农本草经》记载柴胡"主心腹肠胃结气，饮食积聚，寒热邪气，推陈致新"。《本草纲目》云："（柴胡）治阳气下陷，平肝、胆、三焦、包络相火，及头痛、眩晕，目昏、赤痛障翳，耳聋鸣，诸疟，及肥气寒热，妇人热入血室，经水不调，小儿痘疹余热，五疳羸热。"现代《中药学》言柴胡主治表证发热，少阳证，肝郁气滞，气虚下陷。

【茶饮常用量】3~9g，沸水冲泡闷盖15分钟，或煮茶壶煎煮10分钟。

【经典名方】

（1）**柴葛解肌汤**：出自《伤寒六书》，本方为治疗太阳风寒未解，入里化热，初犯阳明或三阳合病的常用方，温清并用，表里兼顾，具有解肌清热之效。

（2）**小柴胡汤**：出自《伤寒论》，本方为和解少阳之代表剂，主治伤寒少阳证，也可治疗妇人中风，热入血室之证，为少阳病之基础方。

四、清热类

（一）清热泻火类

1.知母

【性味与归经】苦、甘，寒。归肺、胃、肾经。

【功效】清热泻火，生津润燥。

【文献记载】《神农本草经》记载知母："主消渴热中，除邪气，肢体浮肿，下水，补不足，益气。"李时珍《本草纲目》言知母："安胎，止子烦，辟射工溪毒"。现代《中药学》总结知母可治疗热病烦渴，肺热燥咳，骨蒸潮热，内热消渴和肠燥便秘等症。

【茶饮常用量】2~5g，沸水冲泡闷盖15分钟，或煮茶壶煎煮10分钟。

【经典名方】

白虎汤：出自《伤寒论》，本方为治疗伤寒阳明热证，或温病气分热盛证之代表方剂，具有清热生津，除烦止渴之效。

2.天花粉

【性味与归经】甘、微苦，微寒。归肺、胃经。

【功效】清热泻火，生津止渴，消肿排脓。

【文献记载】《神农本草经》："主消渴，身热，烦满大热，补虚，安中，续绝伤。"现代《中药学》言天花粉可主治热病烦渴，肺热燥咳，内热消渴，疮疡肿毒之症。

【茶饮常用量】2~5g，沸水冲泡闷盖15分钟，或煮茶壶煎煮10分钟。不宜与乌头类药材同用。

【经典名方】

沙参麦冬汤：出自《温病条辨》，本方主治燥伤肺胃阴分证，原文谓："燥伤肺胃阴分，或热或咳者，沙参麦冬汤主之"。

3.淡竹叶

【性味与归经】甘、淡，寒。归心、胃、小肠经。

【功效】清热泻火，除烦，利尿。

【文献记载】李时珍《本草纲目》记载淡竹叶"去烦热，利小便，清心"。现代《中药学》记淡竹叶可用于治疗热病烦渴，口疮尿赤、热淋涩痛等症。

【茶饮常用量】2~5g，沸水冲泡闷盖15分钟，或煮茶壶煎煮10分钟。

4.栀子

【性味与归经】苦，寒。归心、肺、三焦经。

【功效】泻火除烦，清热利湿，凉血解毒。生栀子泻火，焦栀子凉血止血。

【文献记载】《神农本草经》："主五内邪气、胃中热气，面赤酒疮齄鼻，白癞赤癞疮疡。"现代《中药学》总结了栀子丰富的临床功用，言其可用治热病心烦，湿热黄疸，血淋涩痛，血热吐衄，目赤肿痛，火毒疮疡等症。

【茶饮常用量】2~5g，沸水冲泡闷盖15分钟，或煮茶壶煎煮10分钟。

【经典名方】

（1）**栀子豉汤**：见"淡豆豉"。

（2）**黄连解毒汤**：出自《外台秘要》，主治三焦火毒热盛证，与黄芩、黄连、黄柏同用，为清热解毒之基础方。本方苦寒，久服易伤脾胃。

5.夏枯草

【性味与归经】辛、苦，寒。归肝、胆经。

【功效】清热泻火，明目，散结消肿。

【文献记载】《神农本草经》记载："（夏枯草）主寒热瘰疬鼠瘘头疮，破癥，散瘿结气，脚肿湿痹，轻身。"李时珍《本草纲目》言"夏枯草治目珠疼至夜则甚者，神效"。现代《中药学》总结夏枯草可治目赤肿痛，头痛眩晕，目珠夜痛，瘰疬，瘿瘤，乳痈肿痛等症。

【茶饮常用量】2~5g，沸水冲泡闷盖15分钟，或煮茶壶煎煮10分钟。

【经典名方】

夏枯草汤：出自《外科正宗》，与贝母、香附等散结、理气之药配伍，主治气郁化火，痰火凝聚之瘰疬。

（二）清热解毒类

1.金银花

【性味与归经】甘，寒。归肺、心、胃经。

【功效】清热解毒，疏散风热。

【文献记载】《本草纲目》记金银花："主一切风湿气，及诸肿毒、痈疽疥癣、杨梅诸恶疮。散热解毒。"现代《中药学》将金银花应用归纳为主治痈肿疔疮，外感风热和热毒血痢。

【茶饮常用量】3~6g，沸水冲泡闷盖10分钟，或煮茶壶煎8分钟。

【经典名方】

银翘散：出自《温病条辨》，本方具有辛凉透表，清热解毒之功，为风温初起，邪在卫分之常用方。辛凉与辛温相配伍，主以辛凉，吴鞠通称本方为"辛凉平剂"。

2.连翘

【性味与归经】苦，微寒。归肺、心、小肠经。

【功效】清热解毒，消肿散结，疏散风热。

【文献记载】《神农本草经》言连翘"主寒热，鼠瘘、瘰疬、痈肿、恶疮、瘿瘤、结热、蛊毒"。现代《中药学》总结连翘可治疗痈肿疮毒，瘰疬痰核，风热外感和热淋涩痛。

【茶饮常用量】2~5g，沸水冲泡闷盖10分钟，或煮茶壶煎8分钟。

【经典名方】

（1）**银翘散**：见"金银花"。

（2）**清营汤**：出自《温病条辨》，本方主治热入营分证，症见身热夜甚，时有谵语，斑疹隐隐，舌绛而干，脉数。本方为"透热转气"之代表方剂，如叶桂所云"入营犹可透热转气"，具有清营解毒，透热养阴之效。

3.野菊花

【性味与归经】苦、辛，微寒。归肝、心经。

【功效】清热解毒。

【文献记载】野菊花在《本草纲目》中记载："治痈肿疔毒，瘰疬眼瘜。"现代《中药学》言野菊花较菊花苦寒之性尤胜，长于解毒消痈，疮痈疔毒肿痛多用之。

【茶饮常用量】2~6g，沸水冲泡闷盖10分钟，或煮茶壶煎8分钟。

【经典名方】

五味消毒饮：出自《医宗金鉴》，本方与金银花、紫花地丁等清热解毒之药同用，共奏清热解毒，消散疔疮之功，为治疗火热疔毒之常用方剂。

4.马齿苋

【性味与归经】酸，寒。归肝、大肠经。

【功效】清热解毒，凉血止血，止痢。

【文献记载】《本草纲目》："散血消肿，利肠滑胎，解毒通淋，治产后虚汗。"

李时珍亦言："马齿苋所主诸病，皆只取其散血消肿之功也。"现代《中药学》将马齿苋应用总结为主治热毒血痢，热毒疮疡，崩漏，便血。

【茶饮常用量】2~5g，沸水冲泡闷盖15分钟，或煮茶壶煎10分钟。

5.白头翁

【性味与归经】苦，寒。归胃、大肠经。

【功效】清热解毒，凉血止痢。

【文献记载】白头翁首见于《神农本草经》，《本经》记载白头翁"主温疟狂易寒热，癥瘕积聚，瘿气，逐血止痛，疗金疮"。现代《中药学》言白头翁可治热毒血痢，疮痈肿毒，血热出血。

【茶饮常用量】2~5g，沸水冲泡闷盖15分钟，或煮茶壶煎10分钟。

【经典名方】

白头翁汤：出自《伤寒论》，本方用治热毒痢疾，症见里急后重，下痢脓血，赤多白少，肛门灼热等。

6.绿豆

【性味与归经】甘，寒。归心、胃经。

【功效】清热解毒，消暑，利水。

【文献记载】李时珍在《本草纲目》中记载："绿豆肉平皮寒，解金石、砒霜、草木一切诸毒，宜连皮生研水服。"现代《中药学》依后世之学，将绿豆应用丰富为治疗痈肿疮毒，暑热烦渴，药食中毒，水肿，小便不利等症。

【茶饮常用量】2~6g，沸水冲泡闷盖15分钟，或煮茶壶煎10分钟，亦可煮水饮用。

【经典名方】

绿豆饮：出自《景岳全书》，为治暑热烦渴尿赤等症之常用方，可煮汤饮用。

（三）清热凉血类

1.生地黄

【性味与归经】甘、苦，寒。归心、肝、肾经。

【功效】清热凉血，养阴生津。

【文献记载】《神农本草经》记载干地黄："主伤中，逐血痹，填骨髓，长肌肉。作汤除寒热积聚，除痹，疗折跌绝筋。久服轻身不老，生者尤良。"现代《中药学》言生地黄可主治热入营血，斑疹吐衄；阴虚内热，骨蒸劳热；津伤口渴，内热消渴，肠燥便秘。

【茶饮常用量】2~6g，沸水冲泡闷盖15分钟，或煮茶壶煎10分钟。

【经典名方】

（1）**清营汤**：见"连翘"。

（2）**青蒿鳖甲汤**：出自《温病条辨》，原书主治温病后期，余热未尽，邪伏阴分之证，症见夜热早凉，热退无汗。现多用于阴虚发热证之治疗。

2.玄参

【**性味与归经**】甘、苦、咸，微寒。归肺、胃、肾经。

【**功效**】清热凉血，泻火解毒，滋阴。

【**文献记载**】玄参首见于《神农本草经》，《本经》云玄参"主腹中寒热积聚，女人产乳余疾，补肾气，令人目明"。《本草纲目》记载玄参"滋阴降火，解斑毒，利咽喉，通小便血滞"。现代《中药学》总结玄参可主治温邪入营，内陷心包；热病伤阴，津伤便秘；目赤咽痛，瘰疬等症。

【**茶饮常用量**】2~6g，沸水冲泡闷盖15分钟，或煮茶壶煎10分钟。反藜芦。

【经典名方】

（1）**增液汤**：见"麦冬"。

（2）**玄参饮**：出自《审视瑶函》，与栀子、大黄、桑白皮、沙参等药配伍，治疗肝经热盛，肺脏积热，症见目赤肿痛，白睛肿胀。

3.牡丹皮

【**性味与归经**】苦、甘，微寒。归心、肝、肾经。

【**功效**】清热凉血，活血祛瘀。

【**文献记载**】《神农本草经》："主寒热，中风瘛疭、痉、惊痫邪气，除坚癥瘀血留舍肠胃，安五脏，疗痈疮。"《本草纲目》言牡丹皮："滋阴降火，解斑毒，利咽喉，通小便血滞。"现代《中药学》将牡丹皮应用于温毒发斑，血热吐衄；温病伤阴，阴虚发热；血滞经闭、痛经；痈肿疮毒等症。

【**茶饮常用量**】2~5g，沸水冲泡闷盖15分钟，或煮茶壶煎10分钟。孕妇慎用。

【经典名方】

牡丹汤：出自《圣济总录》，与栀子、黄芩等清热解毒之药配伍，以清热凉血解毒，用以治疗温毒发斑之症。

4.赤芍

【**性味与归经**】苦，微寒。归肝经。

【**功效**】清热凉血，散瘀止痛。

【**文献记载**】《本经》言芍药："主邪气腹痛，除血痹，破坚积，寒热疝瘕，止痛，利小便，益气。"李时珍言："赤芍药散邪，能行血中之滞。"现代《中药学》将赤芍应用归纳为主治温毒发斑，血热吐衄；目赤肿痛，痈肿疮疡；肝郁胁痛，经闭痛经等症。

【茶饮常用量】2~5g,沸水冲泡闷盖15分钟,或煮茶壶煎10分钟。反藜芦。

【经典名方】

仙方活命饮:出自《校注妇人良方》,本方被誉为"疮疡之圣药,外科之首方",适用于各种疮疡肿毒属阳证者,具有清热解毒,消肿溃坚,活血止痛之效。

五、通便类

1.大黄

【性味与归经】苦,寒。归脾、胃、大肠、肝、心包经。

【功效】泻下攻积,清热泻火,凉血解毒,逐瘀通经。

【文献记载】《神农本草经》记载大黄"下瘀血,血闭寒热,破癥瘕积聚,留饮宿食,荡涤肠胃,推陈致新,通利水谷,调中化食,安和五脏"。《本草纲目》言其可治"下痢赤白,里急腹痛,小便淋沥,实热燥结,潮热谵语,黄疸,诸火疮"。现代《中药学》将大黄收于泻下药中,总结其可治疗积滞便秘,血热吐衄,热毒疮疡,瘀血,湿热痢疾,黄疸等。

【茶饮常用量】1~3g,沸水冲泡闷盖15分钟,或煮茶壶煎煮10分钟。孕妇及哺乳期妇女忌用。

【经典名方】

(1)**大承气汤:**出自《伤寒论》,本方为峻下热结之剂,治疗阳明腑实证之代表方,本方亦可治疗热结旁流证和里实热证。但本方药力峻猛,慎勿过剂。

(2)**增液承气汤:**出自《温病条辨》,本方为增液汤加大黄、芒硝而成,主治阳明热结阴亏,滋阴增液,泄热通便,攻补兼施。

2.芒硝

【性味与归经】咸、苦,寒。归胃、大肠经。

【功效】泻下攻积,润燥软坚,清热消肿。

【文献记载】《神农本草经》:"除寒热邪气,逐六腑积聚、结固、留癖,能化七十二种石。"现代《中药学》将芒硝应用于积滞便秘,咽痛,口疮,目赤,痈疮肿痛等症。

【茶饮常用量】1~3g,研末冲服。孕妇及哺乳期妇女忌用。

【经典名方】

(1)**大承气汤:**见"大黄"。

(2)**调胃承气汤:**出自《伤寒论》,本方为大承气汤去枳实、厚朴,加甘草而成。主治以燥实为主的阳明热结证,缓下热结,下不伤正。

3.芦荟

【性味与归经】苦,寒。归肝、胃、大肠经。

【功效】泻下通便,清肝,杀虫。

【文献记载】芦荟首见于《药性论》,《药性论》言芦荟"杀小儿疳蛔。主吹鼻杀脑疳,除鼻痒"。现代《中药学》将芦荟归为泻下药,言其可治疗热结便秘,烦躁惊痫,小儿疳积。

【茶饮常用量】1~3g,沸水冲泡闷盖15分钟,或煮茶壶煎煮10分钟。孕妇忌用。

4.火麻仁

【性味与归经】甘,平。归脾、胃、大肠经。

【功效】润肠通便。

【文献记载】《神农本草经》记载火麻仁"补中益气,久服肥健"。现代《中药学》将火麻仁收于润下药中,主治肠燥便秘之症。

【茶饮常用量】2~6g,沸水冲泡闷盖15分钟,或煮茶壶煎煮10分钟。

【经典名方】

麻子仁丸:出自《伤寒论》,本方原治脾约证,原文谓:"趺阳脉浮而涩,浮则胃气强,涩则小便数,浮涩相搏,大便则坚,其脾为约。"本方现为治疗胃热肠燥便秘之常用方。

六、祛风湿类

(一)祛风湿散寒类

1.独活

【性味与归经】辛、苦,微温。归肾、膀胱经。

【功效】祛风湿,止痛,解表。

【文献记载】《神农本草经》记载独活:"主风寒所击,金疮止痛,奔豚痫痉,女子疝瘕。久服轻身耐老。"李时珍在《本草纲目》中言独活为"味之薄者,阴中之阳,能引气上升,通达周身,而散风胜湿"。现代《中药学》论述独活主治风寒湿痹和少阴头痛。

【茶饮常用量】2~5g,沸水冲泡闷盖15分钟,或煮茶壶煎煮10分钟。

【经典名方】

(1)独活寄生汤:出自《备急千金要方》,本方为治疗风寒湿痹日久,肝肾两虚,气血不足之常用方。诸药合用,具有祛风湿,止痹痛,益肝肾,补气血之功。

（2）**羌活胜湿汤**：出自《内外伤辨惑论》，为治风湿在表之痹证，症见头痛身重，或腰脊疼痛，苔白，脉浮。

2. 威灵仙

【**性味与归经**】辛、咸，温。归膀胱经。

【**功效**】祛风湿，通络止痛，消骨鲠。

【**文献记载**】威灵仙首见于《新修本草》，《本草汇言》云："大抵此剂宣行五脏，通利经络，其性好走，亦可横行直往。追逐风湿邪气，荡除痰涎冷积，神功特奏。"现代《中药学》在古代本草主治之上，增添消骨鲠之功用。

【**茶饮常用量**】2~5g，沸水冲泡闷盖15分钟，或煮茶壶煎煮10分钟。

3. 木瓜

【**性味与归经**】酸，温。归肝、脾经。

【**功效**】舒筋活络，和胃化湿。

【**文献记载**】李时珍在《本草纲目》中论述："木瓜治转筋，非益筋也，理脾而伐肝也。土病则金衰而木胜，故用酸温以收脾肺之耗散，而借其走筋以平肝邪，乃土中泻木以助金也。"现代《中药学》将木瓜应用于风湿痹证，脚气水肿和吐泻转筋。

【**茶饮常用量**】2~5g，沸水冲泡闷盖15分钟，或煮茶壶煎煮10分钟。

（二）祛风湿清热类

1. 秦艽

【**性味与归经**】辛、苦，平。归胃、肝、胆经。

【**功效**】祛风湿，通络止痛，退虚热，清湿热。

【**文献记载**】秦艽首载于《神农本草经》，《本经》言其"主寒热邪气，寒湿风痹，肢节痛，下水，利小便"。现代《中药学》言秦艽为"风药中之润剂"，主治风湿痹证，尤宜于热痹；此外亦可治中风不遂，骨蒸潮热，湿热黄疸。

【**茶饮常用量**】2~5g，沸水冲泡闷盖15分钟，或煮茶壶煎煮10分钟。

【**经典名方**】

秦艽天麻汤：出自《医学心悟》，与羌活、天麻等药配伍，主治风寒湿痹之证。

2. 桑枝

【**性味与归经**】微苦，平。归肝经。

【**功效**】祛风湿，利关节。

【**文献记载**】李时珍《本草纲目》："煎药用桑者，取其能利关节，除风寒湿痹诸痛也。"现代《中药学》亦将桑枝用于风湿痹证，尤宜于风湿热痹，肩臂、关节酸痛麻木者。

【茶饮常用量】2~5g，沸水冲泡闷盖15分钟，或煮茶壶煎煮10分钟。

（三）祛风湿强筋骨类

1.桑寄生

【性味与归经】苦、甘，平。归肝、肾经。

【功效】祛风湿，补肝肾，强筋骨，安胎。

【文献记载】又名桑上寄生，首见于《神农本草经》。《本经》记载桑上寄生："主腰痛，小儿背强，痈肿，充肌肤，坚发齿，长须眉，安胎。"现代《中药学》将桑寄生功用总结为主治风湿痹证，长于补肝肾，强筋骨，对痹证日久，伤及肝肾者尤宜。

【茶饮常用量】2~5g，沸水冲泡闷盖15分钟，或煮茶壶煎煮10分钟。

【经典名方】

独活寄生汤：见"独活"。

2.狗脊

【性味与归经】苦、甘，温。归肝、肾经。

【功效】祛风湿，补肝肾，强腰膝。

【文献记载】《神农本草经》："主腰背强，关机缓急，周痹寒湿膝痛，颇利老人。"《本草纲目》记载："强肝肾，健骨，治风虚。"现代《中药学》亦将狗脊用于治疗风湿痹证，腰膝酸软，下肢无力，遗尿，白带过多。

【茶饮常用量】2~5g，沸水冲泡闷盖15分钟，或煮茶壶煎煮10分钟。

七、化湿类

1.藿香

【性味与归经】辛，微温。归脾、胃、肺经。

【功效】化湿，止呕，解暑。

【文献记载】藿香首载于《名医别录》。《本草正义》言："藿香芳香而不嫌其猛烈，温煦而不偏于燥烈，能祛除阴霾湿邪，而助脾胃正气，为湿困脾阳，倦怠无力，饮食不甘，舌苔浊垢者最捷之药。"现代《中药学》将藿香应用于湿阻中焦，呕吐，暑湿等症。

【茶饮常用量】2~5g，沸水冲泡闷盖10分钟，或煮茶壶煎煮8分钟。

【经典名方】

藿香正气散：出自《太平惠民和剂局方》，本方具有解表化湿，理气和中之功，为治疗夏月感寒伤湿之常用方，症见霍乱吐泻，恶寒发热，头痛，胸膈满闷，苔白腻。

2. 苍术

【性味与归经】辛、苦，温。归脾、胃、肝经。

【功效】燥湿健脾，祛风散寒。

【文献记载】《神农本草经》："主风寒湿痹死肌，痉疸。作煎饵久服，轻身延年不饥。"李时珍言苍术"治湿痰留饮，或挟瘀血成窠囊，及脾湿下流，浊沥带下，滑泻肠风"。现代《中药学》指出"苍术苦温燥烈，可燥湿健脾，不仅适用于湿阻中焦，亦可用于其他湿邪泛滥之症"。

【茶饮常用量】2~5g，沸水冲泡闷盖15分钟，或煮茶壶煎煮10分钟。

【经典名方】

（1）**胃苓汤**：出自《证治准绳》，本方苍术与茯苓、泽泻等利水渗湿之药同用，适宜于脾虚湿阻中焦之证。

（2）**薏苡仁汤**：出自《类证制裁》，本方以苍术之祛湿，合薏苡仁、独活等祛风湿药，可治风湿痹证致筋脉挛急疼痛者。

3. 砂仁

【性味与归经】辛，温。归脾、胃、肾经。

【功效】化湿行气，温中止泻，安胎。

【文献记载】砂仁首载于《药性论》："主冷气腹痛，止休息气痢，劳损，消化水谷，温暖脾胃。"现代《中药学》将砂仁应用于湿阻中焦，脾胃气滞证；脾胃虚寒吐泻；胎动不安。

【茶饮常用量】1~2g，沸水冲泡闷盖10分钟，或煮茶壶煎煮8分钟。

【经典名方】

香砂六君子汤：出自《古今名医方论》，本方由四君子汤加减而成，为治脾胃气虚，痰阻气滞之剂，具有益气化痰，行气温中之效。

4. 豆蔻

【性味与归经】辛，温。归肺、脾、胃经。

【功效】化湿行气，温中止呕。

【文献记载】豆蔻首见于《名医别录》。李时珍言豆蔻"治瘴疬寒疟，伤暑吐下泄痢，噎膈反胃，痞满吐酸，痰饮积聚，妇人恶阻带下，除寒燥湿，开郁破气，杀鱼肉毒"。现代《中药学》言豆蔻可治湿阻中焦及脾胃气滞证，但不同于砂仁之处在于豆蔻"温中偏在胃而善止呕"，砂仁"温中重在脾而善止泻"。

【茶饮常用量】2~5g，沸水冲泡闷盖15分钟，或煮茶壶煎煮10分钟。

【经典名方】

三仁汤：出自《温病条辨》，三仁汤之"三仁"即杏仁、白蔻仁和生薏苡仁，"三仁"分消三焦湿热，共奏宣畅气机，清利湿热之功。

八、利水消肿类

1.茯苓

【性味与归经】甘、淡，平。归心、脾、肾经。

【功效】利水消肿，渗湿，健脾，宁心。

【文献记载】茯苓首载于《神农本草经》，被《本经》列为上品，《本经》云："主胸胁逆气，忧恚惊邪恐悸，心下结痛，寒热烦满咳逆，口焦舌干，利小便。久服，安魂养神，不饥延年。"李时珍《本草纲目》言："茯苓气味淡而渗，其性上行，生津液，开腠理，滋水之源而下降，利小便。"现代《中药学》将茯苓的临床应用归纳为可治疗水肿，痰饮，脾虚泄泻，心悸，失眠。

【茶饮常用量】3~9g，沸水冲泡闷盖15分钟，或煮茶壶煎煮10分钟。

【经典名方】

（1）真武汤：出自《伤寒论》，本方为温阳利水之代表方，主治脾肾阳虚，水湿泛滥证，症见小便不利，四肢沉重，浮肿，腰以下为甚，下利，畏寒肢冷等。

（2）苓桂术甘汤：出自《金匮要略》，本方主治中阳不足，内生痰饮之证。温而不热，利而不峻，以遵仲景"病痰饮者，当从温药和之"之旨。

2.薏苡仁

【性味与归经】甘、淡，凉。归脾、胃、肺经。

【功效】利水消肿，渗湿，健脾，除痹，清热排脓。

【文献记载】《神农本草经》记载薏苡仁"主筋急拘挛，不可屈伸，风湿痹，下气"。《本草纲目》记载："薏苡仁，阳明药也，能健脾益胃。虚则补其母，故肺痿、肺痈用之。筋骨之病，以治阳明为本，故拘挛筋急、风痹者用之。土能胜水除湿，故泄泻、水肿用之。"现代《中药学》将薏苡仁应用于水肿，小便不利；脾虚泄泻；湿痹拘挛；肺痈，肠痈。

【茶饮常用量】3~6g，沸水冲泡闷盖15分钟，或煮茶壶煎煮10分钟，亦可煮水饮用。

【经典名方】

（1）薏苡仁汤：见"苍术"。

（2）**参苓白术散**：出自《太平惠民和剂局方》，本方具有益气健脾，渗湿止泻之效，主治脾虚湿盛而致食少纳差，肠鸣泄泻，胸脘痞闷，四肢乏力之症。

3. 泽泻

【性味与归经】甘，寒。归肾、膀胱经。

【功效】利水消肿，渗湿，泄热。

【文献记载】泽泻在《神农本草经》中记载："主风寒湿痹，乳难，养五脏，益气力，肥健，消水。久服，耳目聪明，不饥延年，轻身面生光，能行水上。"李时珍言其"渗湿热，行痰饮，止呕吐泻痢，疝痛脚气"。现代《中药学》总结泽泻可治疗水肿，小便不利，泄泻，淋证，遗精等症。

【茶饮常用量】2~5g，沸水冲泡闷盖15分钟，或煮茶壶煎煮10分钟。

【经典名方】

（1）**五苓散**：出自《伤寒论》，本方原治伤寒太阳病之"蓄水证"，现多用于水湿内停之证，为利水化气之代表方。

（2）**泽泻汤**：出自《伤寒论》，本方可治痰饮停聚，清阳不升之头目眩晕，原书谓："心下有支饮，其人苦冒眩，泽泻汤主之。"

4. 玉米须

【性味与归经】甘，平。归膀胱、肝、胆经。

【功效】利水消肿，利湿退黄。

【文献记载】玉米须首见于《滇南本草》："宽肠下气。治妇人乳结红肿，乳汁不通，红肿疼痛，怕冷发热，头痛体困。"现代《中药学》言玉米须可治水肿、黄疸等症。

【茶饮常用量】2~6g，沸水冲泡闷盖15分钟，或煮茶壶煎煮10分钟，亦可煮水饮用。

5. 车前子

【性味与归经】甘，微寒。归肝、肾、肺、小肠经。

【功效】利尿通淋，渗湿止泻，明目，祛痰。

【文献记载】《神农本草经》："主气癃，止痛，利水道小便，除湿痹。"《本草纲目》记车前子"导小肠热，止暑湿泻痢"。现代《中药学》将车前子应用于淋证，水肿；泄泻；目赤肿痛，目暗昏花；痰热咳嗽。

【茶饮常用量】2~5g，包煎，沸水冲泡闷盖15分钟，或煮茶壶煎煮10分钟。

【经典名方】

八正散：出自《太平惠民和剂局方》，原书载本方治"大人、小儿心经邪热，一切蕴毒"，现多为治疗热淋之代表方，具有清热泻火，利水通淋之功。

6.海金沙

【性味与归经】甘、咸，寒。归膀胱、小肠经。

【功效】利尿通淋，止痛。

【文献记载】海金沙在《本草纲目》中记载："治湿热肿满，小便热淋、膏淋、血淋、石淋、茎痛，解热毒气。"现代《中药学》将海金沙主要应用于淋证的治疗，言其为"治诸淋涩痛之要药"。

【茶饮常用量】2~5g，包煎，沸水冲泡闷盖15分钟，或煮茶壶煎煮10分钟。

7.茵陈

【性味与归经】苦、辛，微寒。归脾、胃、肝、胆经。

【功效】利湿退黄，解毒疗疮。

【文献记载】《神农本草经》记载茵陈"主风湿寒热邪气，热结黄疸"。现代《中药学》总结茵陈可治疗黄疸和湿疮瘙痒，可用于湿热内蕴之风瘙瘾疹。

【茶饮常用量】2~5g，沸水冲泡闷盖15分钟，或煮茶壶煎煮10分钟。

【经典名方】

（1）**茵陈蒿汤**：出自《伤寒论》，本品重用茵陈，为治黄疸阳黄之代表方，症见一身面目俱黄，黄色鲜明，发热，口渴欲饮，小便短赤。

（2）**茵陈五苓散**：出自《金匮要略》，本方即五苓散加茵陈，主治黄疸湿重于热者。

8.金钱草

【性味与归经】甘、咸，微寒。归肝、胆、肾、膀胱经。

【功效】利湿退黄，利尿通淋，解毒消肿。

【文献记载】金钱草首见于《本草纲目拾遗》。现代《中药学》将金钱草应用于湿热黄疸；石淋，热淋；痈肿疔疮。

【茶饮常用量】2~5g，沸水冲泡闷盖15分钟，或煮茶壶煎煮10分钟。

九、温里类

1.干姜

【性味与归经】辛，热。归脾、胃、肾、心、肺经。

【功效】温中散寒，回阳通脉，温肺化饮。

【文献记载】《神农本草经》载："主胸满咳逆上气，温中止血，出汗，逐风湿痹，肠澼下痢。"李时珍在《本草纲目》中言："干姜能引血药入血分，气药入气分，又能去恶养新，有阳生阴长之意，故血虚者用之；而人吐血、衄血、下血，有阴无阳者，亦宜用之。乃热因热用，从治之法也。"现代《中药学》将干姜的功用总结为可治疗腹痛，呕吐，泄泻；亡阳证；寒饮喘咳。

【茶饮常用量】2~5g，沸水冲泡闷盖15分钟，或煮茶壶煎煮10分钟。

【经典名方】

（1）**理中丸**：出自《伤寒论》，本方温补并用，为治疗中焦脾胃虚寒之基础方；亦可治阳虚失血证及中阳不足，阴寒上乘之胸痹。

（2）**四逆汤**：出自《伤寒论》，本方为大辛大热之品，具有回阳救逆之效，主治少阴心肾阳虚之寒厥证。

2.肉桂

【性味与归经】辛、甘，大热。归肾、脾、心、肝经。

【功效】补火助阳，散寒止痛，温经通脉，引火归原。

【文献记载】肉桂首见于《神农本草经》："主上气咳逆结气，喉痹吐吸，利关节，补中益气。"现代《中药学》记载了肉桂广泛的功用，可治疗阳痿，宫冷；腹痛，寒疝；腰痛，胸痹，闭经，痛经；虚阳上浮。《中药学》亦指出"在补气益血方中少量加入肉桂，有鼓舞气血生长之效"。

【茶饮常用量】1~3g，沸水冲泡闷盖15分钟，或煮茶壶煎煮10分钟。孕妇忌用。畏赤石脂。

【经典名方】

（1）**肾气丸**：出自《金匮要略》，本品为六味地黄丸加肉桂、附子所成，少佐温热之品以助阳，取"少火生气"之意，为补肾助阳，化生肾气之代表方。

（2）**右归饮**：出自《景岳全书》，具有温补肾阳，填精补血之功。本方适用于肾阳不足之证，症见神疲乏力，腰膝冷痛，手足不温，阳痿遗精，小便清长，大便溏稀。

3.高良姜

【性味与归经】辛，热。归脾、胃经。

【功效】散寒止痛，温中止呕。

【文献记载】高良姜首载于《名医别录》，《别录》言其"主暴冷，胃中冷逆，霍乱腹痛"。现代《中药学》亦将高良姜应用于胃寒冷痛及胃寒呕吐之症。

【茶饮常用量】2~5g，沸水冲泡闷盖15分钟，或煮茶壶煎煮10分钟。

十、理气类

1.陈皮

【性味与归经】辛、苦，温。归脾、肺经。

【功效】理气健脾，燥湿化痰。

【文献记载】橘皮在《神农本草经》中记载："主胸中瘕热逆气，利水谷。久服去臭，下气通神。"李时珍言橘皮"疗呕哕反胃嘈杂，时吐清水，痰痞疟疟，大肠闭塞；妇人乳痈。入食料，解鱼腥毒"。现代《中药学》将陈皮应用于脾胃气滞证；呕吐，呃逆；湿痰，寒痰咳嗽；胸痹。

【茶饮常用量】2~5g，沸水冲泡闷盖15分钟，或煮茶壶煎煮10分钟。

【经典名方】

（1）平胃散：出自《太平惠民和剂局方》，本方具有燥湿运脾，行气和胃的功效，主治湿滞脾胃证，以脘腹胀满为主要表现。

（2）二陈汤：出自《太平惠民和剂局方》，本方为治湿痰证之基础方，重在燥湿化痰，理气和中。《医方集解》言方中"陈皮、半夏贵其陈久，则无燥散之患，故名二陈"。

2.青皮

【性味与归经】苦、辛，温。归肝、胆、胃经。

【功效】疏肝破气，消积化滞。

【文献记载】青橘皮在《本草纲目》中记载："治胸膈气逆，胁痛，小腹疝痛，消乳肿，疏肝胆。泻肺气。"李时珍亦指出："陈皮浮而升，入脾、肺气分。青皮沉而降，入肝、胆气分。"现代《中药学》归纳总结青皮可治疗肝郁气滞证，气滞脘腹疼痛，食积腹痛，癥瘕积聚，久疟痞块。

【茶饮常用量】2~5g，沸水冲泡闷盖15分钟，或煮茶壶煎煮10分钟。

3.枳实

【性味与归经】苦、辛、酸，温。归脾、胃、大肠经。

【功效】破气除痞，化痰消积。

【文献记载】《神农本草经》记载枳实"主大风在皮肤中，如麻豆苦痒，除寒热结，止痢，长肌肉，利五脏，益气轻身"。李时珍在《本草纲目》中言枳实、枳壳之别时指出："枳实不独治下，而壳不独治高也。盖自飞门至魄门，皆肺主之，三焦相通，一气而已。则二物分之可也，不分亦无伤。"现代《中药学》将枳实应用于胃肠积滞，湿热泻痢；胸痹，结胸；气滞胸胁疼痛；产后腹痛。

【茶饮常用量】2~5g，沸水冲泡闷盖15分钟，或煮茶壶煎煮10分钟。孕妇慎用。

【经典名方】

大承气汤：见"大黄"。

4.枳壳

【性味与归经】苦、酸，微寒。归脾、胃、大肠经。

【功效】行气开胸，宽中除胀。

【文献记载】李时珍在《本草纲目》中言："枳实、枳壳气味功用俱同，上世亦无分别。魏、晋以来，始分实、壳之用。"但李时珍亦指出："枳实不独治下，壳不独治上……二物分之可也，不分亦无伤。"现代《中药学》辨枳实与枳壳之异："枳壳作用较枳实缓和，长于行气开胸，宽中除胀。"

【茶饮常用量】2~5g，沸水冲泡闷盖15分钟，或煮茶壶煎煮10分钟。孕妇慎用。

5.木香

【性味与归经】辛、苦，温。归脾、胃、大肠、胆、三焦经。

【功效】行气止痛，健脾消食。

【文献记载】《神农本草经》："主邪气，辟毒疫温鬼，强志，主淋露。久服梦寤魇寐。"李时珍言："木香乃三焦气分之药，能升降诸气。"现代《中药学》将木香应用于脾胃气滞证；泻痢里急后重；腹痛胁痛，疝气疼痛；胸痹。

【茶饮常用量】1~3g，沸水冲泡闷盖15分钟，或煮茶壶煎煮10分钟。

【经典名方】

（1）香砂六君子汤：见"砂仁"。

（2）归脾汤：见"龙眼肉"。

6.乌药

【性味与归经】辛，温。归肺、脾、肾、膀胱经。

【功效】行气止痛，温肾散寒。

【文献记载】乌药首见于《本草拾遗》。《本草求真》言："凡一切病之属于气逆，而见胸腹不快者，皆宜用此。"现代《中药学》记载乌药可治寒凝气滞胸腹诸痛证；尿频，遗尿。

【茶饮常用量】2~5g，沸水冲泡闷盖15分钟，或煮茶壶煎煮10分钟。

【经典名方】

天台乌药散：出自《圣济总录》，本方为治疗寒凝气滞之常用方，方中乌药、茴香、高良姜等药同用，共奏行气疏肝，散寒止痛之功。

7.香附

【性味与归经】辛、微苦、微甘，平。归肝、脾、三焦经。

【功效】疏肝解郁，调经止痛，理气调中。

【文献记载】《本草纲目》记载香附"利三焦，解六郁，消饮食积聚、痰饮痞满、胕肿腹胀，脚气，止心腹、肢体、头目、齿耳诸痛"。现代《中药学》总结香附可应用于肝郁气滞胁痛、腹痛；月经不调，痛经，乳房胀痛；气滞腹痛。《中药学》亦言其为"妇科调经之要药"。

【茶饮常用量】1~3g，沸水冲泡闷盖15分钟，或煮茶壶煎煮10分钟。

【经典名方】

柴胡疏肝散：出自《景岳全书》，本方为治疗肝郁气滞之代表方，肝脾同调，气血兼顾，具有疏肝解郁，行气止痛之效。

8.玫瑰花

【性味与归经】甘、微苦，温。归肝、脾经。

【功效】疏肝解郁，活血止痛。

【文献记载】《本草纲目拾遗》："和血行血，理气，治风痹、噤口痢、乳痈、肿毒初起、肝胃气痛。"现代《中药学》言玫瑰花可治疗肝胃气痛，月经不调，经前乳房胀痛，跌打伤痛。

【茶饮常用量】2~6g，沸水冲泡闷盖15分钟，或煮茶壶煎煮10分钟。

十一、消食类

1.山楂

【性味与归经】酸、甘，微温。归脾、胃、肝经。

【功效】消食化积，行气散瘀。

【文献记载】《本草纲目》记载山楂"消肉积癥瘕，痰饮痞满吞酸，滞血痛胀"。但李时珍亦言："凡脾胃食物不克化，胸腹酸刺胀闷者，于每食后嚼二三枚，绝佳。但不可多用，恐反克伐也。"现代《中药学》亦将山楂用于饮食积滞；泻痢腹痛，疝气痛；瘀阻胸腹痛，痛经。现代研究表明，山楂也可治疗冠心病、高血压病、高脂血症等。

【茶饮常用量】2~5g，沸水冲泡闷盖15分钟，或煮茶壶煎煮10分钟。

2.麦芽

【性味与归经】甘，平。归脾、胃、肝经。

【功效】消食健脾，回乳消胀。

【文献记载】麦芽首见于《药性论》："消化宿食，破冷气，去心腹胀满。"《本草纲目》记载麦芽"消化一切米面诸果食积"。现代《中药学》指出："生麦芽功偏消食健胃，炒麦芽多用于回乳消胀。"

【茶饮常用量】2~5g，沸水冲泡闷盖15分钟，或煮茶壶煎煮10分钟。哺乳期妇女不宜食用。

3.莱菔子

【性味与归经】辛、甘，平。归肺、脾、胃经。

【功效】消食除胀，降气化痰。

【文献记载】《本草纲目》："下气定喘，治痰，消食，除胀，利大小便，止气痛，下痢后重，发疮疹。"现代《中药学》将莱菔子功用概括为治疗食积气滞和咳喘痰多之症。

【茶饮常用量】2~5g，沸水冲泡闷盖15分钟，或煮茶壶煎煮10分钟。不宜与党参同用。

十二、止血类

1.小蓟

【性味与归经】甘、苦，凉。归心、肝经。

【功效】凉血止血，散瘀解毒消痈。

【文献记载】《本草纲目拾遗》："清火、疏风、豁痰，解一切疔疮痈疽肿毒。"《医学衷中参西录》记载小蓟"善入血分，最清血分之热，凡咳血、吐血、衄血、二便下血之因热者，服者莫不立愈"。现代《中药学》将小蓟归为凉血止血药，应用于血热出血证和热毒痈肿。

【茶饮常用量】2~5g，沸水冲泡闷盖15分钟，或煮茶壶煎煮10分钟。

【经典名方】

小蓟饮子：出自《济生方》，本方具有凉血止血，利水通淋的功效，常应用于热结下焦之血淋、尿血，适宜于实热证。

2.地榆

【性味与归经】苦、酸、涩，微寒。归肝、大肠经。

【功效】凉血止血，解毒敛疮。

【文献记载】《神农本草经》言地榆"主妇人乳痓痛，七伤，带下病，止痛，除恶肉，止汗，疗金疮。"《本草纲目》："地榆，除下焦热，治大小便血证。"现代《中药学》总结地榆可治疗血热出血证，烫伤，湿疹，疮疡痈肿。

【茶饮常用量】2~5g，沸水冲泡闷盖15分钟，或煮茶壶煎煮10分钟。止血多炒炭用。

【经典名方】

地榆汤：出自《圣济总录》，本品取地榆凉血止血，清热解毒之功，可治血痢不止，凉血以涩肠止痢。

3.槐花

【性味与归经】苦，微寒。归肝、大肠经。

【功效】凉血止血，清肝泻火。

【文献记载】李时珍言："槐花味苦、色黄、气凉，阳明、厥阴血分药也。"《本草纲目》："治失音及喉痹，又疗吐血衄血，崩中漏下。"现代《中药学》记载槐花可治疗血热出血证，目赤，头痛。

【茶饮常用量】2~5g，沸水冲泡闷盖15分钟，或煮茶壶煎煮10分钟。

【经典名方】

槐花散： 出自《普济本事方》，本方为治肠风脏毒下血，风热湿毒壅于肠道之常用方，症见便血，血色鲜红，舌红。

4.侧柏叶

【性味与归经】苦、涩，寒。归肺、肝、脾经。

【功效】凉血止血，化痰止咳，生发乌发。

【文献记载】柏叶首见于《名医别录》："主吐血衄血，痢血崩中赤白，轻身益气，令人耐寒暑，去湿痹，止饥。"李时珍言："柏性后凋而耐久，禀坚凝之质，乃多寿之木，所以可入服食。"现代《中药学》将侧柏叶归为凉血止血药，应用于血热出血证，肺热咳嗽，脱发，须发早白。

【茶饮常用量】2~5g，沸水冲泡闷盖15分钟，或煮茶壶煎煮10分钟。

【经典名方】

柏叶汤： 出自《金匮要略》，原文谓："吐血不止者，柏叶汤主之。"本方以治中气虚寒所致的吐血之症。

5.白茅根

【性味与归经】甘，寒。归肺、胃、膀胱经。

【功效】凉血止血，清热利尿，清肺胃热。

【文献记载】《神农本草经》："主劳伤虚羸，补中益气，除瘀血血闭寒热，利小便。"李时珍《本草纲目》记载："白茅根甘，能除伏热，利小便，故能止诸血哕逆喘急消渴，治黄疸水肿，乃良物也。"现代《中药学》亦将白茅根功用总结为主治血热出血证，水肿，热淋，黄疸，胃热呕吐，肺热咳喘。

【茶饮常用量】2~6g，沸水冲泡闷盖15分钟，或煮茶壶煎煮10分钟。

【经典名方】

（1）**二鲜饮：** 出自《医学衷中参西录》，本方取鲜品之白茅根和藕，煮汁饮用，可治咯血。

（2）**茅根饮子：** 出自《外台秘要》，本方可治血尿属虚中夹热者，配伍参、地黄等药，清中有补，清热而不伤阴。

6.三七

【性味与归经】甘、微苦，温。归肝、胃经。

【功效】化瘀止血，活血定痛。

【文献记载】三七首见于《本草纲目》。现代《中药学》将三七归为化瘀止血药，应用于出血证，跌打损伤，瘀血肿痛；并指出"本品具有补虚强壮的作用，民间用治虚损劳伤"。

【茶饮常用量】1~3g，研末冲服。孕妇慎用。

7. 白及

【性味与归经】苦、甘、涩，寒。归肺、胃、肝经。

【功效】收敛止血，消肿生肌。

【文献记载】《神农本草经》言白及"主痈肿恶疮败疽，伤阴死肌，胃中邪气，贼风鬼击，痱缓不收"。现代《中药学》将白及归为收敛止血药，应用于出血证，痈肿疮疡，手足皲裂，水火烫伤。

【茶饮常用量】1~3g，研末冲服。不宜与乌头类药材同用。外用适量。

8. 仙鹤草

【性味与归经】苦、涩，平。归心、肝经。

【功效】收敛止血，止痢，截疟，补虚。

【文献记载】仙鹤草首见于《神农本草经》，后世本草对其多有阐述。现代《中药学》总结归纳各家之言，记载仙鹤草可治疗出血证，腹泻，痢疾，疟疾寒热，脱力劳伤等症。

【茶饮常用量】2~6g，沸水冲泡闷盖15分钟，或煮茶壶煎煮10分钟。

9. 藕节

【性味与归经】甘、涩，平。归肝、肺、胃经。

【功效】收敛止血。

【文献记载】藕节始载于《药性论》。《本草纲目》记载藕节"能止咳血唾血，血淋溺血，下血血痢血崩"。现代《中药学》亦将藕节归为收敛止血药，用于各种出血之证，对上部出血病证尤为多用。

【茶饮常用量】2~6g，沸水冲泡闷盖15分钟，或煮茶壶煎煮10分钟。鲜品可取汁饮用。

【经典名方】

小蓟饮子：见"小蓟"。

10. 艾叶

【性味与归经】辛、苦，温。有小毒。归肝、脾、肾经。

【功效】温经止血，散寒调经，安胎。

【文献记载】艾叶首见于《名医别录》。《本草纲目》："艾叶服之则走三阴而逐一切寒湿，转肃杀之气为融合；灸之则透诸经而治百种病邪，起沉疴之人为康泰，其功亦大矣。"现代《中药学》将艾叶归为温经止血药，应用于虚寒性出血病证，月经不调，痛经，胎动不安。

【茶饮常用量】2~6g，沸水冲泡闷盖15分钟，或煮茶壶煎煮10分钟。

【经典名方】

胶艾汤：出自《金匮要略》，本方艾叶与阿胶同用，具有养血止血，调经安胎的功效，可治疗妇人冲任虚损，血虚有寒之证。

十三、活血类

1.川芎

【性味与归经】辛，温。归肝、胆、心包经。

【功效】活血行气，祛风止痛。

【文献记载】《神农本草经》记载川芎"主中风入脑头痛，寒痹筋挛缓急，金疮，妇人血闭无子"。李时珍言："芎䓖，血中气药也。肝苦急，以辛补之，故血虚者宜之。辛以散之，故气郁者宜之。"现代《中药学》亦总结川芎可治疗血瘀气滞痛证，头痛，风湿痹痛。

【茶饮常用量】2~5g，沸水冲泡闷盖15分钟，或煮茶壶煎煮10分钟。孕妇慎用。

【经典名方】

（1）**四物汤**：见"熟地黄"。

（2）**血府逐瘀汤**：出自《医林改错》，本方为治疗胸中血瘀证之代表方，活血与行气相伍，祛瘀与养血并用，气血同调，共奏活血化瘀，行气止痛之功。

2.延胡索

【性味与归经】辛、苦，温。归心、肝、脾经。

【功效】活血，行气，止痛。

【文献记载】《本草纲目》："延胡索，能行血中气滞，气中血滞，故专治一身上下诸痛，用之中的，妙不可言。盖延胡索活血化气，第一品药也。"现代《中药学》言川芎"为活血行气止痛之良药"，主治气血瘀滞痛证。

【茶饮常用量】2~5g，沸水冲泡闷盖15分钟，或煮茶壶煎煮10分钟。

【经典名方】

金铃子散：出自《太平圣惠方》，本方延胡索与金铃子配伍，药简效专，既行气活血止痛，又可疏肝泄热，为治疗肝郁化火证之常用方。

3.丹参

【性味与归经】苦，微寒。归心、心包、肝经。

【功效】活血调经，祛瘀止痛，凉血消痈，除烦安神。

【文献记载】丹参首见于《神农本草经》。《本草纲目》言其"能破宿血，补新血"。古时亦有"一味丹参，功同四物"之说。现代《中药学》将丹参归为活血调经药，记载其可治疗月经不调，闭经痛经，产后瘀滞腹痛等症，为妇科调经之常用药。《中药学》亦总结丹参可治血瘀心痛，脘腹疼痛，癥瘕积聚，风湿痹证，疮痈肿毒等症。

【茶饮常用量】2~5g，沸水冲泡闷盖15分钟，或煮茶壶煎煮10分钟。孕妇慎用。

【经典名方】

丹参饮：出自《时方歌括》，本方配伍砂仁、檀香，以治疗血脉瘀滞所致的心腹诸痛之症，症见心胸刺痛，胃脘疼痛，痛有定处。

4.红花

【性味与归经】辛，温。归心、肝经。

【功效】活血通经，祛瘀止痛。

【文献记载】红花首载于《新修本草》："治口噤不语，血结，产后诸疾。"现代《中药学》言红花为"活血祛瘀、通经止痛之要药，是妇产科血瘀病证的常用药"，可治疗血滞经闭，痛经产后瘀滞腹痛等症；亦适用于癥瘕积聚，胸痹心痛，血瘀腹痛，跌打损伤，瘀滞斑疹色暗等症。

【茶饮常用量】2~5g，沸水冲泡闷盖15分钟，或煮茶壶煎煮10分钟。孕妇忌用。

【经典名方】

桃红四物汤：出自《医宗金鉴》，本方由四物汤加桃仁、红花而成，可治血虚兼血瘀证，具有养血活血之功，为妇科治疗月经病之常用方剂。

5.桃仁

【性味与归经】苦、甘，平。归心、肝、大肠经。

【功效】活血祛瘀，润肠通便，止咳平喘。

【文献记载】《神农本草经》记载桃仁"主瘀血血闭，癥瘕邪气，杀小虫"。李时珍《本草纲目》谓其"主血滞风痹骨蒸，肝疟寒热，鬼疰疼痛，产后血病"。现代《中药学》将桃仁应用于瘀血阻滞诸证；肺痈，肠痈；肠燥便秘；咳嗽气喘。

【茶饮常用量】2~5g，沸水冲泡闷盖15分钟，或煮茶壶煎煮10分钟。孕妇忌用。

【经典名方】

（1）桃红四物汤：见"红花"。

（2）生化汤：出自《傅青主女科》，本方为女子产后常用方，具有养血活血，温经止痛之功。本方主治产后血虚寒凝，瘀血内阻，恶露不行，小腹冷痛之症。方名生化，乃生新血、化瘀血之意。

6.牛膝

【性味与归经】苦、甘、酸，平。归肝、肾经。

【功效】活血通经，补肝肾，强筋骨，利水通淋，引血下行。

【文献记载】《神农本草经》："主寒湿痿痹，四肢拘挛，膝痛不可屈伸，逐血气，伤热火烂，堕胎。久服轻身耐老。"李时珍记载牛膝"治久疟寒热，五淋尿血，茎中痛，下痢，喉痹口疮齿痛，痈肿恶疮伤折"。现代《中药学》总结了牛膝可治疗各种瘀血病证；腰膝酸痛，下肢痿软；淋证，水肿，小便不利；头痛，眩晕，齿痛，口舌生疮等症。川牛膝长于活血通经；怀牛膝长于补肝肾，强筋骨。

【茶饮常用量】2~5g，沸水冲泡闷盖15分钟，或煮茶壶煎煮10分钟。孕妇忌用。

【经典名方】

血府逐瘀汤：见"川芎"。

7.泽兰

【性味与归经】苦、辛，微温。归肝、脾经。

【功效】活血调经，祛瘀消痈，利水消肿。

【文献记载】《神农本草经》言泽兰"主乳妇内衄，中风余疾，大腹水肿，身面四肢浮肿，骨节中水，金疮，痈肿疮毒"。《本草纲目》："泽兰走血分，故能治水肿，涂痈毒，破瘀血，消癥瘕，而为妇人要药。"现代《中药学》亦从历代本草之言，总结泽兰可治疗血瘀经闭，痛经，产后瘀滞腹痛，瘀肿疼痛，疮痈肿毒，水肿，腹水等症。

【茶饮常用量】2~5g，沸水冲泡闷盖15分钟，或煮茶壶煎煮10分钟。

【经典名方】

泽兰汤：出自《医学心悟》，本方配伍当归、熟地、牛膝、茺蔚子等养血活血之品，具有活血调经之效，可主治月经不调等瘀血病证。

十四、化痰止咳平喘类

（一）温化寒痰类

1.旋覆花

【性味与归经】苦、辛、咸，微温。归肺、胃经。

【功效】降气行水化痰，降逆止呕。

【文献记载】《神农本草经》记旋覆花"主结气胁下满，惊悸。除水，去五脏间寒热，补中，下气。"《本草纲目》："旋覆所治诸病，其功只在行水、下气、通血脉尔。"现代《中药学》总结旋覆花主治咳喘痰多、痰饮蓄结、胸膈痞满，嗳气、呕吐之症。

【茶饮常用量】2~6g，布包，沸水闷盖20分钟，或煮茶壶煎煮10分钟。

【经典名方】

旋覆代赭汤：出自《伤寒论》，本方具有降逆化痰，益气和胃之功，消补并施，原治"伤寒发汗，若吐若下，解后，心下痞硬，嗳气不除"，后多用于胃虚气逆痰阻证。

（二）清化热痰类

1.川贝母

【性味与归经】苦、甘，微寒。归肺、心经。

【功效】清热化痰，润肺止咳，散结消肿。

【文献记载】贝母首载于《神农本草经》，《本经》将其列为中品，言贝母"主伤寒烦热，淋沥邪气疝瘕，喉痹乳难，金疮风痉"。明《本草汇言》载贝母以"川者为妙"之说。现代《中药学》将川贝应用于虚劳咳嗽，肺热燥咳，瘰疬，乳痈，肺痈等病证。

【茶饮常用量】1~2g，研末冲服。反乌头。

【经典名方】

二母散：出自《急救仙方》，与知母配伍共奏清肺润燥，化痰止咳之效。

2.浙贝母

【性味与归经】苦，寒。归肺、心经。

【功效】清热化痰，散结消痈。

【文献记载】《本草纲目》以前的历代本草，将川贝母与浙贝母统称贝母，清《轩岐救正论》中正式将两者区分，提出浙贝母之名。《本草纲目拾遗》记载浙贝"解毒利痰，开宣肺气，凡肺家夹风火有痰者宜此"。现代《中药学》言浙贝母功似川贝母而偏苦泄，主治风热、痰热咳嗽，瘰疬，瘿瘤，乳痈疮毒，肺痈。

【茶饮常用量】3~6g，沸水闷盖15分钟，或煮茶壶煎煮10分钟。反乌头。

3.桔梗

【性味与归经】苦、辛，平。归肺经。

【功效】宣肺，祛痰，利咽，排脓。

【文献记载】《神农本草经》言桔梗"主胸胁痛如刀刺，腹满肠鸣幽幽，惊恐悸气"。《本草纲目》记载桔梗"主口舌生疮，赤目肿痛"。现代《中药学》总结桔梗主治咳嗽痰多、胸闷不畅，咽喉肿痛，失音和肺痈吐脓等症。

【茶饮常用量】2~5g，沸水闷盖15分钟，或煮茶壶煎煮10分钟。

【经典名方】

桔梗汤：出自《金匮要略》，原文记载："咳而胸满，振寒脉数，咽干不渴，时出浊唾腥臭，久久吐脓如米粥者，为肺痈，桔梗汤主之。"可见本品可主治肺痈症见咳嗽胸痛，咳痰腥臭者。此外，本方在《伤寒论》中亦有运用，主治"少阴病二三日，咽痛者"。

（三）止咳平喘类

1.紫苏子

【性味与归经】辛，温。归肺、大肠经。

【功效】降气化痰，止咳平喘，润肠通便。

【文献记载】《本草纲目》记载苏子顺气利肠，可治"风湿脚气，风寒湿痹，消渴，食蟹中毒"。现代《中药学》言苏子主降，可治咳喘痰多、肠燥便秘等症。

【茶饮常用量】2~6g，沸水闷盖20分钟，或煮茶壶煎煮10分钟。

【经典名方】

（1）三子养亲汤：出自《韩氏医通》，三药均属消痰理气之品，原治老人气实痰盛之证，后世加减治疗痰壅气逆，症见咳嗽喘逆，痰多胸痞之证。

（2）苏子降气汤：出自《太平惠民和剂局方》，配伍肉桂、当归等温肾纳气之品，主治痰涎壅盛，上盛下虚之喘咳证。

2.紫菀

【性味与归经】苦、辛、甘，微温。归肺经。

【功效】润肺化痰止咳。

【文献记载】《神农本草经》："（紫菀）主咳逆上气，胸中寒热结气，去蛊毒痿蹶，安五脏。"李时珍《本草纲目》言"紫菀肺病要药"。现代《中药学》言："凡咳嗽之证，无论外感、内伤，病程长短，寒热虚实，皆可用之。"

【茶饮常用量】2~5g，沸水闷盖15分钟，或煮茶壶煎煮10分钟。

【经典名方】

止嗽散：出自《医学心悟》，原文谓"本方温润和平，不寒不热"，为治疗表邪未尽，肺失宣降而咳嗽的常用方，具有宣利肺气，疏风止咳之功。

3.款冬花

【性味与归经】辛、微苦，温。归肺经。

【功效】润肺下气，止咳化痰。

【文献记载】《神农本草经》言款冬花"主咳逆上气善喘，喉痹，诸惊痫寒热邪气"。现代《中药学》论述款冬花"治咳喘无论寒热虚实，皆可随证配伍"。

【茶饮常用量】2~5g，沸水闷盖15分钟，或煮茶壶煎煮10分钟。

【经典名方】

（1）款冬花汤：出自《圣济总录》，与知母、贝母、桑白皮等配伍，治疗肺热咳喘之证。

（2）百花膏：出自《重订严氏济生方》，与百合同用，主治喘嗽不已，或痰中带血。

4.桑白皮

【性味与归经】甘，寒。归肺经。

【功效】泻肺平喘，利水消肿。

【文献记载】《神农本草经》记载："桑根白皮主伤中，五劳六极，羸瘦，崩中绝脉，补虚益气。"《本草纲目》言："桑白皮长于利小水，及实则泻其子也，故肺中有水气及肺火有余者宜之。"现代《中药学》将桑白皮的临床应用归为主治肺热咳喘及水肿。

【茶饮常用量】2~5g，沸水闷盖15分钟，或煮茶壶煎煮10分钟。

【经典名方】

（1）泻白散：出自《小儿药证直诀》，本方甘寒清降，具有清泻肺热，止咳平喘之功，主治肺有伏火、郁热喘咳之证。

（2）五皮散：出自《中藏经》，为治疗皮水之常用方，症见一身悉肿，心腹胀满，小便不利等，"以皮行皮"，共奏健脾利水消肿之功。

5.百部

【性味与归经】甘、苦，微温。归肺经。

【功效】润肺止咳，杀虫灭虱。

【文献记载】百部首见于《名医别录》。后世李时珍言："百部亦天门冬之类，故皆治肺病杀虫。但百部气温而不寒，寒嗽宜之；天门冬性寒而不热，热嗽宜之，此为异耳。"现代《中药学》谓百部主治新久咳嗽，百日咳，肺痨咳嗽，以及具有杀虫灭虱之功，可治蛲虫、阴道滴虫、头虱等。

【茶饮常用量】2~5g，沸水闷盖15分钟，或煮茶壶煎煮10分钟。

【经典名方】

百部汤：出自《本草汇言》，配伍黄芪、麦冬、沙参、百合等品，主治久嗽不已，咳吐痰涎，渐成肺痿之证。

十五、安神类

1.酸枣仁

【性味与归经】甘、酸，平。归心、肝、胆经。

【功效】养心益肝，安神，敛汗。

【文献记载】酸枣被《本经》列为上品，言其"主心腹寒热，邪结气聚，四肢酸痛湿痹。久服，安五脏，轻身延年"。李时珍言："其仁甘而润，故熟用疗胆虚不得眠、烦渴虚汗之证，生用疗胆热好眠，皆足厥阴、少阳药也。"现代《中药学》将酸枣仁应用于心悸失眠，自汗，盗汗之症。

【茶饮常用量】2~6g，沸水冲泡闷盖15分钟，或煮茶壶煎煮10分钟。

【经典名方】

酸枣仁汤：出自《金匮要略》，原文谓："虚劳虚烦不得眠，酸枣仁汤主之。"本方原主治肝虚有热之虚烦不眠，现亦加减治疗各种不寐之症。

2.灵芝

【性味与归经】甘，平。归心、肺、肝、肾经。

【功效】补气安神，止咳平喘。

【文献记载】灵芝为《本经》之上品，《本经》记载："紫芝主耳聋，利关节，保神，益精气，坚筋骨，好颜色。久服，轻身不老延年。"李时珍谓其"疗虚劳"。现代《中药学》总结灵芝可治疗心神不宁，失眠，惊悸；咳喘痰多；虚劳证。

【茶饮常用量】2~6g，沸水冲泡闷盖15分钟，或煮茶壶煎煮10分钟。

3.合欢皮

【性味与归经】甘，平。归心、肝、肺经。

【功效】解郁安神，活血消肿。

【文献记载】《神农本草经》言合欢皮"安五脏，和心志，令人欢乐无忧。久服，轻身明目，得所郁"。李时珍谓之"和血消肿止痛"。现代《中药学》记载合欢皮主治心神不宁，忿怒忧郁，烦躁失眠；跌打骨折，血瘀肿痛；肺痈，疮痈肿毒。

【茶饮常用量】2~6g，沸水冲泡闷盖15分钟，或煮茶壶煎煮10分钟。

4.远志

【性味与归经】苦、辛，温。归心、肾、肺经。

【功效】安神益智，祛痰开窍，消散痈肿。

【文献记载】远志首见于《神农本草经》："主咳逆伤中，补不足，除邪气，利九窍，益智慧，耳目聪明，不忘，强志，倍力。"现代《中药学》将远志应用于失眠多梦，心悸怔忡，健忘；癫痫惊狂；咳嗽痰多；痈疽疮毒，喉痹等症。

【茶饮常用量】2~5g，沸水冲泡闷盖15分钟，或煮茶壶煎煮10分钟。

【经典名方】

远志丸：出自《张氏医通》，本方与茯神、龙齿等安神之药同用，主治心肾不交之失眠、心神不宁等症。

十六、平肝息风类

1.钩藤

【性味与归经】甘，凉。归肝、心包经。

【功效】清热平肝，息风定惊。

【文献记载】钩藤首见于《名医别录》："主小儿寒热，惊痫"。《本草纲目》言："大人头旋目眩，平肝风，除心热，小儿内钓腹痛，发斑疹。"现代《中药学》记载钩藤可治肝火上攻或肝阳上亢之头胀头痛，眩晕等症；亦可用于热极生风，四肢抽搐及小儿高热惊风症。

【茶饮常用量】2~5g，沸水冲泡闷盖15分钟，或煮茶壶煎煮10分钟。

【经典名方】

（1）**天麻钩藤饮：**出自《杂病证治新义》，本方为平肝降逆之剂，为治疗肝阳偏亢，肝风上扰之常用方，可治疗头痛、眩晕、失眠等由于肝阳上亢所致的诸症。

（2）**钩藤饮子：**出自《小儿药证直诀》，本方具有息风止痉，补脾益气之功，可治疗小儿脾虚肝旺，虚风内动之慢惊风，为益气息风之代表方剂。

2.天麻

【性味与归经】甘，平。归肝经。

【功效】息风止痉，平抑肝阳，祛风通络。

【文献记载】《开宝本草》记载天麻"主诸风湿痹，四肢拘挛，小儿风痫、惊气，利腰膝，强筋力"。现代《中药学》将天麻用于肝风内动，惊痫抽搐；眩晕，头痛；肢体麻木，手足不遂，风湿痹痛。

【茶饮常用量】2~5g，沸水冲泡闷盖15分钟，或煮茶壶煎煮10分钟。

【经典名方】

（1）**天麻钩藤饮：**见"钩藤"。

（2）**半夏白术天麻汤：**出自《医学心悟》，本方为二陈汤加减而成，具有化痰息风，健脾祛湿之效，为治疗风痰眩晕、头痛之常用方。

十七、收涩类

（一）固表止汗类

1.麻黄根

【性味与归经】甘、微涩，平。归肺经。

【功效】固表止汗。

【文献记载】麻黄根首见于《本草经集注》。《本草纲目》记载："麻黄发汗之气，驶不能御，而根节止汗，效如影响。"现代《中药学》将麻黄根归为固表止汗药，言其为"敛肺固表止汗之要药"，可与其他药材配伍治疗自汗、盗汗等症。

【茶饮常用量】2~5g，沸水冲泡闷盖15分钟，或煮茶壶煎煮10分钟。

2.浮小麦

【性味与归经】甘，凉。归心经。

【功效】固表止汗，益气，除热。

【文献记载】《本草纲目》言浮小麦"益气除热，止自汗盗汗，骨蒸虚热，妇人劳热"。现代《中药学》亦将浮小麦应用于自汗，盗汗，骨蒸劳热等症，言其为"固表止汗之佳品"。

【茶饮常用量】6~12g，沸水冲泡闷盖15分钟，或煮茶壶煎煮10分钟。

【经典名方】

牡蛎散：出自《太平惠民和剂局方》，本方配伍黄芪、麻黄根，具有敛阴止汗，益气固表之功，可治自汗、盗汗证。

（二）敛肺涩肠类

1.五味子

【性味与归经】酸、甘，温。归肺、心、肾经。

【功效】收敛固涩，益气生津，补肾宁心。

【文献记载】《神农本草经》将五味子列为上品，谓其"益气，咳逆上气，劳伤羸瘦，补不足，强阴，益男子精"。现代《中药学》将五味子收于敛肺涩肠药中，但记载了其广泛的功用，总结五味子可治疗久咳虚喘，自汗、盗汗、遗精、滑精，津伤口渴，心悸，失眠等症。

【茶饮常用量】3~6g，沸水冲泡闷盖15分钟，或煮茶壶煎煮10分钟。

【经典名方】

都气丸：出自《症因脉治》，本方为六味地黄丸加五味子而成，主治肺肾两虚所致的咳嗽气喘之症。

2.乌梅

【性味与归经】酸、涩，平。归肝、脾、肺、大肠经。

【功效】敛肺止咳，涩肠止泻，安蛔止痛，生津止渴。

【文献记载】《神农本草经》言乌梅"下气，除热烦满，安心，止肢体痛，偏枯不仁，死肌，去青黑痔，蚀恶肉"。李时珍在《本草纲目》记载乌梅："敛肺涩肠，止久嗽泻痢，反胃噎膈，蛔厥吐利，消肿，涌痰，杀虫，解鱼毒、马汗毒、硫黄毒。"现代《中药学》总结乌梅可治疗肺虚久咳；久泻，久痢；蛔厥腹痛，呕吐；虚热消渴。

【茶饮常用量】2~6g，沸水冲泡闷盖15分钟，或煮茶壶煎煮10分钟。

【经典名方】

乌梅丸：出自《伤寒论》，本方原治蛔虫所致的腹痛、呕吐、四肢厥冷的蛔厥病证。现取其涩肠止痢之功，多用于久泻、久痢的治疗。

3.诃子

【性味与归经】苦、酸、涩，平。归肺、大肠经。

【功效】涩肠止泻，敛肺止咳，利咽开音。

【文献记载】诃子首见于《药性论》："通利津液，主胸膈结气，止水道，黑须发。"现代《中药学》将诃子归为敛肺涩肠之药，将其应用于久泻、久痢以及久咳、失音等症。

【茶饮常用量】2~5g，沸水冲泡闷盖15分钟，或煮茶壶煎煮10分钟。

（三）固精缩尿止带类

1.山茱萸

【性味与归经】酸、涩，微温。归肝、肾经。

【功效】补益肝肾，收敛固涩。

【文献记载】《神农本草经》："主心下邪气，寒热，温中，逐寒湿痹，去三虫。"现代《中药学》将山茱萸的功用归纳为主治腰膝酸软，头晕耳鸣，阳痿；遗精滑精，遗尿尿频；崩漏；大汗不止，体虚欲脱等症。

【茶饮常用量】2~6g，沸水冲泡闷盖15分钟，或煮茶壶煎煮10分钟。

【经典名方】

（1）六味地黄丸：见"熟地黄"。

（2）肾气丸：见"肉桂"。

2.莲子

【性味与归经】甘、涩，平。归脾、肾、心经。

【功效】固精止带，补脾止泻，益肾养心。

【文献记载】《神农本草经》记载莲子"补中养神，益气力，除百疾。久服，轻身耐老，不饥延年"。李时珍《本草纲目》言莲子"交心肾，厚肠胃，固精气，强筋骨，补虚损，利耳目，除寒湿，止脾泄久痢，赤白浊，女人带下崩中诸血病"。现代《中药学》将莲子主要应用于遗精滑精，带下，脾虚泄泻，心悸，失眠等症。

【茶饮常用量】2~6g，沸水冲泡闷盖15分钟，或煮茶壶煎煮10分钟。

【经典名方】

金锁固精丸：出自《医方集解》，本方为治肾虚不固之遗精的常用方，配伍沙苑蒺藜、芡实等益肾固精之药，重在固精，兼以补肾。

3.芡实

【性味与归经】甘、涩，平。归脾、肾经。

【功效】益肾固精，健脾止泻，除湿止带。

【文献记载】《神农本草经》："主治湿痹腰脊膝痛，补中，除暴疾，益精气，强志，令耳目聪明。"《本草纲目》谓其"止渴益肾，治小便不禁，遗精，白浊，带下"。现代《中药学》言莲子可治疗遗精滑精，脾虚久泻，带下。

【茶饮常用量】2~6g，沸水冲泡闷盖15分钟，或煮茶壶煎煮10分钟。

【经典名方】

（1）金锁固精丸：见"莲子"。

（2）水陆二仙丹：出自《洪氏集验方》，本品与金樱子配伍，共奏补肾涩精之效，主治男子遗精、小便频数及女子带下，属肾虚不摄者。

养生篇

一、九种体质的中药茶饮

【概述】

体质是在生命过程中，在先天禀赋及后天获得的基础上所形成的形态结构、生理功能和心理状态等方面的相对综合稳定的特征。不同的人群有各异的体质特点，中医分体质为九种：气虚质、阳虚质、阴虚质、痰湿质、湿热质、气郁质、血瘀质、特禀质、平和质。其中除平和质外，其余八种体质属于偏颇体质，气血阴阳失和，对一些病因和疾病易感及对病变的类型和转归具有倾向性。中药茶饮通过君臣佐使的组方原则，针对不同体质特点有不同的功效，以茶代药，纠正体质偏颇，起到养生调理、预防疾病的作用。

【九大体质及药茶推荐】

1.气虚质

表现：气短懒言，肢体容易疲乏，易出汗，目光少神，口淡，唇色少华，毛发不华，头晕，健忘，舌淡红，苔薄白，脉弱。

功效：补中益气。

中药茶饮方：生黄芪9g　白术9g　大枣9g　党参9g　茯苓6g

服用方法：将药材用煮茶壶煎煮20分钟，频频饮用。

2.阳虚质

表现：畏冷，手足不温，喜热饮食，精神不振，睡眠偏多，面色苍白，大便溏薄，小便清长，舌淡胖，苔薄，脉沉弱。

功效：温阳散寒。

中药茶饮方：干姜5g　肉苁蓉5g　党参5g　肉桂1g

服用方法：将药材用煮茶壶煎煮20分钟，频频饮用。

3.阴虚质

表现：形体瘦长，性情急躁，手足心热，口燥咽干，鼻干，眼干，皮肤干等，口渴喜冷饮，大便干燥，舌红，少苔，脉细数。

功效：滋阴清热。

中药茶饮方：麦冬9g　西洋参3g　石斛3g　枸杞子9g

服用方法：将药材放入水杯中，加水适量，用沸水冲泡闷盖20分钟；或用煮茶壶煎煮15分钟，频频饮用。

4.痰湿质

表现：体形肥胖，腹部肥满松软。面部油多，多汗且黏，面黄胖暗，眼泡微浮，容易困倦，身重不爽，喜食肥甘甜黏，大便正常或不实，小便不多或微浑，舌淡胖，苔白腻，脉濡或滑。

功效：祛湿化痰。

中药茶饮方：茯苓9g　陈皮6g　炒白术9g　党参6g

服用方法：将药材放入水杯中，加水适量，用沸水冲泡闷盖20分钟；或用煮茶壶煎煮15分钟，频频饮用。

5.湿热质

表现：性格多急躁易怒，面垢油光，易生痤疮、口苦口干，身重困倦，大便燥结，小便短赤，男易阴囊潮湿，女易带下量多，舌红，苔黄腻，脉滑数。

功效：清热化湿。

中药茶饮方：冬瓜皮9g　茯苓9g　泽泻9g　芦根10g　菊花6g

服用方法：将药材放入水杯中，加水适量，用沸水冲泡闷盖20分钟；或用煮茶壶煎煮15分钟，频频饮用。

6.气郁质

表现：忧郁面貌，烦闷不乐，胸胁胀满，走窜疼痛、多伴太息，睡眠较差，健忘痰多，大便偏干，舌淡红，苔薄白，脉弦。

功效：疏肝解郁。

中药茶饮方：玫瑰花5g　佛手花6g　合欢花5g　红茶3g

服用方法：将药材放入水杯中，加水适量，用沸水冲泡闷盖20分钟；或用煮茶壶煎煮15分钟，频频饮用。

7.血瘀质

表现：面色晦黯，皮肤粗糙呈褐色，色素沉着，或有紫斑，口唇黯淡，舌质青紫或有瘀点，脉细涩。

功效：行气活血。

中药茶饮方：红景天6g　玫瑰花3g　红花2g　当归6g

服用方法：将药材放入水杯中，加水适量，用沸水冲泡闷盖20分钟；或用煮茶壶煎煮15分钟，频频饮用。

8.特禀质

表现：易对药物、食物、气味、花粉、季节过敏。

功效：益气扶正。

中药茶饮方：黄芪12g　防风6g　白术9g　当归6g　乌梅9g　太子参6g

服用方法：将药材放入水杯中，加水适量，用沸水冲泡闷盖20分钟；或用煮茶壶煎煮15分钟，频频饮用。

9.平和质

表现： 体态适中、面色红润、精力充沛、脏腑功能状态强健壮实，舌淡红，苔薄，脉平。

功效： 治未病。

中药茶饮方： 党参6g　黄芪6g　麦冬9g　红枣5枚

服用方法： 将药材放入水杯中，加水适量，用沸水冲泡闷盖20分钟；或用煮茶壶煎煮15分钟，频频饮用。

【参考文献】

王琦．中医体质学［M］．北京：人民卫生出版社，2009．

二、四季中药茶饮

【概述】

春生、夏长、秋收、冬藏。天人合一，人体的气血阴阳状况随四时变化，例如春夏之时脉象浮大，多汗而少尿，秋冬之时脉沉而小，少汗而多尿。四季的变化影响人的生理和心理，因此人要顺应四时方能保持机体与自然的平衡。民间也有春饮花茶，夏饮绿茶，秋饮清茶，冬饮红茶的说法，根据四季选择不同的茶叶，以达到养生的目的。《素问·四气调神大论》论述了四时不同的养生方法，包括起居、情志、运动、穿衣等。同样，中药茶饮应四时而养，春夏秋冬四个季节有不同的组成，而顺应天时，达到春夏养阳，秋冬养阴，以从其根的目的。

同时，四季中药茶饮还应根据不同的体质、不同区域的人群及是否伴有基础疾病而做相应的调整。

【四季特点及药茶推荐】

1.春季

特点： 春三月，此谓发陈。春季五行属木，对应人体五脏属肝，故春气通于肝脏。春天阳气上升，阴气下降，万物复苏。茶饮应该符合自然界阳气生发的规律，注重疏肝升阳。

中药茶饮方： 黄芪9g　薄荷2g　炒麦芽6g　茉莉花3g

服用方法： 将药材放入水杯中，加水适量，用沸水冲泡闷盖20分钟；或用煮茶壶煎煮15分钟，频频饮用。

春季防感茶饮方： 黄芪12g　防风9g　炒白术6g　薄荷2g　桑叶5g　桔梗3g

服用方法： 将药材放入水杯中，加水适量，用沸水冲泡闷盖20分钟；或用煮茶壶煎煮15分钟，频频饮用。

2.夏季

特点： 夏三月，此谓蕃秀。夏季五行属火，对应人体五脏属心，故夏气通于心。夏季阳气外发，伏阴于内，万物茂盛。夏季阳气鼎盛，天气炎热，人体心火易亢，出汗较多，容易耗气伤津，导致乏力口渴等症状。茶饮应该注重清心解暑，补养气阴。

中药茶饮方： 金银花5g　西洋参3g　石斛3g　炒麦芽6g

服用方法： 将药材放入水杯中，加水适量，用沸水冲泡闷盖15分钟；或用煮茶壶煎煮10分钟，频频饮用。

夏季防感茶饮方： 黄芪9g　西洋参3g　防风9g　山药9g　金银花6g

服用方法： 将药材放入水杯中，加水适量，用沸水冲泡闷盖20分钟；或用煮茶壶煎煮15分钟，频频饮用。

3.长夏

特点： 长夏是夏季到秋季的一个时段，在农历六月左右。长夏五行属土，对应人体五脏属脾，湿为长夏主气，故长夏湿气通于脾。长夏湿气重，好伤人阳气，尤其是脾阳，导致脾气不能正常运化，表现为脘腹胀满、食欲不振、大便稀溏等症状。茶饮应该注重健脾祛湿。

中药茶饮方： 荷叶5g　茯苓6g　陈皮3g　砂仁3g　炒麦芽6g

服用方法： 将药材放入水杯中，加水适量，用沸水冲泡闷盖15分钟；或用煮茶壶煎煮10分钟，频频饮用。

长夏防感茶饮方： 黄芪9g　防风9g　炒白术6g　藿香5g　扁豆花3g

服用方法： 将药材放入水杯中，加水适量，用沸水冲泡闷盖20分钟；或用煮茶壶煎煮15分钟，频频饮用。

4.秋季

特点： 秋三月，此谓容平。秋季五行属金，对应人体五脏属肺，故秋气通于肺。秋季阳气开始收敛，天气转凉，气候干燥，燥气容易伤肺，导致皮肤干燥，口干咽燥，鼻唇易出血等症状。茶饮应该注重润肺生津。

中药茶饮方： 桑叶5g　北沙参4g　麦冬6g　罗汉果半个

服用方法： 将药材放入水杯中，加水适量，用沸水冲泡闷盖15分钟；或用煮茶壶煎煮10分钟，频频饮用。

秋季防感茶饮方： 西洋参3g　防风9g　山药9g　麦冬5g　桑叶6g

服用方法： 将药材放入水杯中，加水适量，用沸水冲泡闷盖20分钟；或用煮茶壶煎煮15分钟，频频饮用。

5.冬季

特点：冬三月，此谓闭藏。冬季五行属水，对应人体五脏属肾，故冬气通于肾。冬季人体的阳气内敛、下降，闭藏于内。因此，冬季是最适合进补的季节，可以补肾为主，阴阳并补。

中药茶饮方：党参6g　枸杞子12g　山药10g　山茱萸6g

服用方法：将药材放入水杯中，加水适量，用沸水冲泡闷盖20分钟；或用煮茶壶煎煮15分钟，频频饮用。

冬季防感茶饮方：党参6g　防风9g　山药9g　黄精6g　苏叶6g

服用方法：将药材放入水杯中，加水适量，用沸水冲泡闷盖20分钟；或用煮茶壶煎煮15分钟，频频饮用。

治病篇——中医疾病

一、肺系病证

（一）感冒

【概述】

感冒是因六淫或时行之邪，侵犯人体肺卫，导致卫表不和，肺失宣降的一种外感疾病，临床上常见恶寒、发热、头痛、鼻塞、流涕、喷嚏、咽痒、全身不适、脉浮等症状。根据人体正气的盛衰和感受邪气的性质，感冒可以分为风寒感冒、风热感冒、暑湿感冒、气虚感冒、阳虚感冒和阴虚感冒。

感冒一般可以自愈，感冒期间服用中药茶饮可以改善机体的不适症状、缩短病程、防止疾病传变。感冒中药茶饮的治疗原则是根据感受病邪的性质予以解表祛邪，虚体感冒祛邪的同时可以根据正虚性质的不同予以扶正补虚。

【辨证与茶饮】

1.风寒感冒

表现： 恶寒重，发热轻，头痛，鼻塞，流清涕，喷嚏，咽痒，咳嗽，痰稀薄，痰色白量少，关节酸痛，口不渴，舌淡红，苔薄白，脉浮或浮紧。

治法： 祛风散寒。

中药茶饮方： 紫苏叶2g　生姜6g　荆芥3g　葱白6g

服用方法： 将药材放入水杯中，加水适量，用沸水冲泡闷盖15分钟；或用煮茶壶煎煮8分钟，代茶饮。

2.风热感冒

表现： 发热重，恶寒轻，头痛，鼻塞，流黄脓鼻涕，咽干，咽痛，口渴，咳嗽，痰黏稠色黄，舌尖红，苔薄白干或薄黄，脉浮数。

治法： 疏风清热。

中药茶饮方： 金银花6g　菊花6g　薄荷2g　生甘草2g

服用方法： 将药材放入水杯中，加水适量，用沸水冲泡闷盖15分钟；或用煮茶壶煎煮8分钟，代茶饮。

3.暑湿感冒

表现： 发热，身热不扬，汗出不畅，四肢困重或酸痛，头重如裹，胸闷脘痞，纳呆，心烦口渴，便溏，苔白腻或黄腻，脉濡数或滑。

治法： 祛暑化湿。

中药茶饮方： 香薷3g　金银花6g　扁豆花3g　广藿香3g

服用方法：将药材放入水杯中，加水适量，用沸水冲泡闷盖15分钟；或用煮茶壶煎煮8分钟，代茶饮。

4.气虚感冒

表现：恶寒甚，微发热或不发热，鼻塞，流涕，乏力，气短，自汗，咳嗽，咳痰无力，痰色白，素体虚弱，舌淡苔薄白，脉浮无力。

治法：益气解表。

中药茶饮方：人参叶3g　生甘草2g　紫苏叶2g　防风3g　生姜5g

服用方法：将药材放入水杯中，加水适量，用沸水冲泡闷盖15分钟；或用煮茶壶煎煮8分钟，代茶饮。

5.阴虚感冒

表现：发热甚，微恶风寒，干咳少痰，心烦，口渴，舌红少苔，脉细数。

中药茶饮方：葱白4g　玉竹4g　白薇3g　生甘草2g　薄荷3g

治法：滋阴解表。

服用方法：将药材放入水杯中，加水适量，用沸水冲泡闷盖15分钟；或用煮茶壶煎煮8分钟，代茶饮。

（二）咳嗽

【概述】

咳嗽是因六淫外邪侵袭肺系，或脏腑功能失调，内邪干肺，引起肺失宣肃，肺气上逆所致的一种肺系病证，临床以咳嗽、咳痰、干咳无痰或少痰、咽痒、气急等为主要表现。咳嗽根据病因可分为外感咳嗽和内伤咳嗽，外感咳嗽又可按感受外邪的性质分为风寒咳嗽、风热咳嗽和风燥咳嗽，内伤咳嗽则按不同的脏腑功能失调，可分为痰湿蕴肺、痰热郁肺、肝火犯肺、肺阴亏虚之咳嗽。咳嗽不限于肺，但不离于肺，正如《黄帝内经》所言："五脏六腑皆令人咳，非独肺也"。

中药茶饮能够缓解咳嗽症状，减轻患者不适感，同时能调节脏腑功能，治病求本。咳嗽中药茶饮的治疗原则在于宣肺散邪止咳，对于外感咳嗽，治以祛邪利肺为主，内伤咳嗽则应辨别邪正虚实，邪实为主者应祛邪止咳，正虚为主者应固护人体正气，治以扶正祛邪，标本兼治。

【辨证与茶饮】

1.风寒袭肺

表现：咳嗽，咳痰色白清稀，咽痒而咳，可伴鼻塞，流清涕，恶寒发热，头痛，舌淡红苔薄白，脉浮或浮紧。

治法：祛风散寒，宣肺止咳。

中药茶饮方：紫苏叶3g　桔梗2g　紫菀4g　荆芥4g　生甘草2g

服用方法：将上述药材放入水杯中，加水适量，用沸水冲泡闷盖15分钟；或用煮茶壶煎煮8分钟，代茶饮。

2.风热犯肺

表现：咳嗽，咳痰色黄黏稠，气粗，咽痛，可伴流黄涕，口渴，身热，头痛，舌红，苔薄黄，脉浮数或浮滑。

治法：疏风清热，宣肺止咳。

中药茶饮方：桑叶4g　菊花4g　薄荷2g　桔梗2g　生甘草2g

服用方法：将上述药材放入水杯中，加水适量，用沸水冲泡闷盖15分钟；或用煮茶壶煎煮8分钟，代茶饮。

3.风燥伤肺

表现：干咳无痰或少痰，痰黏不易咳出，或痰中带有血丝，咽干疼痛，口鼻干燥，舌尖红，苔薄白或薄黄而干，脉浮数。

治法：润燥止咳。

中药茶饮方：温燥——桑叶5g　南沙参6g　淡豆豉2g　川贝粉1g（冲服）
　　　　　　　　款冬花2g

　　　　　　凉燥——紫苏叶5g　款冬花5g　桔梗2g　陈皮2g　生甘草2g

服用方法：将上述药材放入水杯中，加水适量，用沸水冲泡闷盖15分钟；或用煮茶壶煎煮8分钟，饮用时将川贝粉纳入，代茶饮。

4.痰湿蕴肺

表现：咳声重浊，因痰而嗽，咳痰色白量多，痰质黏或稠厚，胸闷脘痞，纳差，大便时溏，舌苔白腻，脉濡滑。

治法：燥湿化痰，理气止咳。

中药茶饮方：陈皮3g　茯苓5g　生甘草2g　紫苏子3g　姜半夏2g

服用方法：将上述药材放入水杯中，加水适量，用沸水闷盖20分钟；或用煮茶壶煎煮15分钟，代茶饮。

5.痰热郁肺

表现：咳嗽，痰多色黄，质稠，或有热腥味，或夹血丝，胸胁胀满，气粗，可伴面赤，口渴，舌红，苔薄黄腻，脉滑数。

治法：清热化痰，肃肺止咳。

中药茶饮方：桑白皮4g　黄芩3g　浙贝母3g　天冬3g　桔梗2g　陈皮3g
　　　　　　　　生甘草2g

服用方法：将上述药材放入水杯中，加水适量，用沸水闷盖20分钟；或用煮茶壶煎煮15分钟，代茶饮。

6.肝火犯肺

表现： 常因情绪急躁波动而咳，咳时面红目赤，痰少而黏，可夹有血丝，咽干口苦，咳时胸胁作痛，平素情绪易急躁或易怒，舌红，苔薄黄少津，脉弦数。

治法： 清肺泻肝，化痰止咳。

中药茶饮方： 桑白皮4g　地骨皮4g　黄芩3g　陈皮2g　生甘草2g

服用方法： 将上述药材放入水杯中，加水适量，用沸水闷盖20分钟；或用煮茶壶煎煮15分钟，代茶饮。

7.肺阴亏虚

表现： 干咳，痰少质黏色白，或痰中带血丝，口干咽燥，可伴消瘦，神疲乏力，盗汗，舌红少苔，脉细数。

治法： 养阴润肺止咳。

中药茶饮方： 北沙参4g　麦冬6g　桑叶3g　川贝粉1g（冲服）　天花粉2g
　　　　　　　（孕妇服用本方去天花粉）

服用方法： 将上述药材放入水杯中，加水适量，用沸水闷盖30分钟；或用煮茶壶煎煮20分钟，饮用时将川贝粉纳入，代茶饮。

（三）哮证（缓解期）

【概述】

哮证是因外感、饮食、情志、劳倦等诱因引动肺中之伏痰，致痰阻气道，肺气上逆，气道挛急所引起的反复发作性肺系疾病。临床以喉中哮鸣有声，呼吸困难，甚则喘息不能平卧为主要表现，是一种常见的、慢性呼吸系统疾病。哮证为本虚标实之证，标实为肺之痰浊，本虚为肺脾肾三脏虚损，发作时以邪实为主，缓解期以正虚为主。

中药茶饮治疗哮证的优势在于缓解期扶正固本，通过补益肺脾肾，以预防和减少哮证的复发。因此，本篇主要介绍哮证缓解期的中药茶饮方。

【辨证与茶饮】

1.肺脾气虚

表现： 喘促气短，语声低微，自汗畏风，倦怠无力，食少便溏，胸脘满闷，咳痰清稀色白，鼻塞流清涕，常因气候变化或饮食不当诱发，舌淡苔白，脉细弱。

治法： 补肺健脾。

中药茶饮方： 黄芪6g　炒白术5g　防风3g　炙甘草2g　党参3g

服用方法： 将上述药材放入水杯中，加水适量，用沸水闷盖30分钟；或用煮茶壶煎煮20分钟，代茶饮。

2.肺肾气虚

表现：气短，动则尤甚，呼多吸少，自汗畏风，咳痰质黏泡沫状，耳鸣，腰膝酸软，不耐劳累，常因体虚过劳后诱发，舌淡苔白，脉沉弱。

治法：补肺益肾。

中药茶饮方：黄芪6g　党参3g　熟地3g　山茱萸3g　山药6g

服用方法：将上述药材放入水杯中，加水适量，用沸水闷盖30分钟；或用煮茶壶煎煮20分钟，代茶饮。

3.肺肾阴虚

表现：气短，呼多吸少，语声低微，自汗盗汗，五心烦热，腰酸，耳鸣，颧红，口干，咳痰量少，或夹有血丝，舌红少苔，脉细数。

治法：润肺滋肾。

中药茶饮方：麦冬6g　五味子2g　熟地3g　山茱萸3g　山药6g

服用方法：将上述药材放入水杯中，加水适量，用沸水闷盖30分钟；或用煮茶壶煎煮20分钟，代茶饮。

4.肺肾阳虚

表现：气短，呼多吸少，自汗恶风，畏寒肢冷，面色苍白，咳痰量多起沫，舌淡胖，苔白，脉沉细。

治法：温肺补肾。

中药茶饮方：淫羊藿4g　肉桂1g　党参3g　熟地3g　山茱萸3g

服用方法：将上述药材放入水杯中，加水适量，用沸水闷盖30分钟；或用煮茶壶煎煮20分钟，代茶饮。

（四）喘证

【概述】

喘证是由外感六淫、内伤饮食、情志不舒或久病体虚所致的肺气上逆或肾失摄纳引起的肺系常见病证。轻者常以喘息短气，不得平卧为主要表现，重者可见喘促不已，甚则张口抬肩，鼻翼扇动。喘证多有慢性咳嗽、哮病、心悸等病史。根据病性之虚实，喘证可分为实喘和虚喘，前者又可分为风寒犯肺、表寒肺热、痰热郁肺、痰浊阻肺、肺气郁闭证，后者可分为肺气亏虚、气阴两虚、肾不纳气和肾阴亏虚证。

中药茶饮治疗喘证能够缓解喘证发作时呼吸困难、喘促、咳痰等症状，防止疾病加重发生喘脱危候。中药茶饮的治疗原则应分辨喘证之邪正虚实。实喘治肺，以祛邪利肺降气为主。虚喘治肾，以培补摄纳为主。虚实夹杂之证，则应标本兼顾，攻补兼施。

【辨证与茶饮】

1.风寒犯肺

表现：喘息，呼吸急促，咳痰，痰多色白清稀，恶寒无汗，头痛鼻塞，流清涕，常由感受寒邪诱发，舌苔薄白而滑，脉浮紧。

治法：宣肺散寒平喘。

中药茶饮方：紫苏叶3g　生姜6g　荆芥3g　陈皮2g

服用方法：将药材放入水杯中，加水适量，用沸水冲泡闷盖15分钟；或用煮茶壶煎煮8分钟，代茶饮。

2.表寒肺热

表现：喘息气粗，鼻翼扇动，咳痰稠黏，伴形寒，身热，口渴，有汗或无汗，舌苔薄白或黄，舌边红，脉浮数或滑。

治法：祛风散寒，清肺平喘。

中药茶饮方：紫苏叶3g　桂枝2g　款冬花3g　桑白皮3g

服用方法：将药材放入水杯中，加水适量，用沸水冲泡闷盖15分钟；或用煮茶壶煎煮8分钟，代茶饮。

3.痰热郁肺

表现：喘咳气粗，胸胁胀满，咳痰质黏色黄或夹血丝，身热，口渴喜冷饮，烦闷，小便短赤，大便秘结，舌质红，苔黄腻，脉滑数。

治法：清热化痰平喘。

中药茶饮方：桑白皮4g　黄芩3g　浙贝母3g　瓜蒌皮2g

服用方法：将药材放入水杯中，加水适量，用沸水冲泡闷盖20分钟；或用煮茶壶煎煮15分钟，代茶饮。

4.痰浊阻肺

表现：喘咳痰鸣，胸闷，甚则喘息不得平卧，咳痰不爽，质黏色白，纳呆，舌质淡，苔白腻，脉滑或濡。

治法：化痰平喘。

中药茶饮方：陈皮3g　茯苓4g　紫苏子3g　姜半夏2g

服用方法：将药材放入水杯中，加水适量，用沸水冲泡闷盖20分钟；或用煮茶壶煎煮15分钟，代茶饮。

5.肺气郁闭

表现：喘息憋气，呼吸短促不利，胸胁胀闷窒塞，舌质红，苔薄白或黄，脉弦。

治法：理气平喘。

中药茶饮方：厚朴花3g　紫苏子2g　木香1g　青皮2g　沉香1g

服用方法：将药材放入水杯中，加水适量，用沸水冲泡闷盖20分钟；或用煮茶壶煎煮15分钟，代茶饮。

6.肺气亏虚

表现：喘促短气，神疲乏力，语声低微，咳痰无力，痰吐稀薄，自汗畏风，舌淡红，或舌红少苔，脉软弱或细数。

治法：补肺平喘。

中药茶饮方：黄芪6g　党参3g　炙甘草2g　五味子2g

服用方法：将药材放入水杯中，加水适量，用沸水冲泡闷盖30分钟；或用煮茶壶煎煮20分钟，代茶饮。

7.气阴两虚

表现：喘促短气，咳痰无力，痰少质黏，神疲劳倦，自汗盗汗，五心烦热，口干，咽喉不利，舌淡红，或舌红少苔，脉软弱或细数。

治法：益气养阴平喘。

中药茶饮方：黄芪6g　党参3g　麦冬6g　玉竹3g　五味子2g

服用方法：将药材放入水杯中，加水适量，用沸水冲泡闷盖30分钟；或用煮茶壶煎煮20分钟，代茶饮。

8.肾不纳气

表现：喘促日久，呼多吸少，动则尤甚，少有痰咳，常因过劳后诱发，舌淡苔白，脉沉弱。

治法：补肾摄纳平喘。

中药茶饮方：肉桂1g（煎煮后下）　熟地3g　山茱萸3g　党参3g　五味子2g

服用方法：将药材放入水杯中，加水适量，用沸水冲泡闷盖30分钟；或用煮茶壶煎煮20分钟，代茶饮。

9.肾阴亏虚

表现：喘促，动则尤甚，呼多吸少，形瘦，五心烦热，口燥咽干，腰酸腿软，舌红少津，脉细数。

治法：滋补肾阴。

中药茶饮方：熟地5g　制黄精3g　麦冬4g　山茱萸3g　五味子2g

服用方法：将药材放入水杯中，加水适量，用沸水冲泡闷盖30分钟；或用煮茶壶煎煮20分钟，代茶饮。

（五）肺痈（恢复期）

【概述】

肺痈是因肺经痰热素盛或素有肺疾，复感风热毒邪，内外合邪所致的邪热郁肺，痰瘀互结，蕴酿成痈的一种肺系疾病。常以咳嗽、咳吐腥臭浊痰或脓血痰、胸痛、发热为主要表现。根据其发病的临床表现和进展，可分为四个不同阶段：初期、成痈期、溃脓期和恢复期。

中药茶饮治疗肺痈主要适用于邪去正虚的恢复期。中药茶饮有助于恢复期正气恢复，帮助痈疮愈合，防止正虚而致病情迁延，日久不愈。恢复期中药茶饮应以清养补肺为原则，扶助正气，养阴生津。对于正虚邪恋者，可少佐祛邪之品，以促进邪毒消散。

【辨证与茶饮】

1.气阴两虚

表现： 低热，咳嗽减轻，咳痰清稀，神疲，气短乏力，自汗盗汗，午后潮热，口干咽燥，舌质红，苔薄或少苔，脉细数无力。

治法： 益气养阴。

中药茶饮方： 黄芪5g　党参3g　麦冬6g　北沙参4g　川贝粉1g（冲服）

服用方法： 将药材放入水杯中，加水适量，用沸水冲泡闷盖30分钟；或用煮茶壶煎煮20分钟，饮用时将川贝粉纳入，代茶饮。

2.正虚邪恋

表现： 身热渐退或身热不甚，咳痰腥臭脓浊，反复迁延，气短乏力，面色无华，形瘦神疲，舌质淡红，苔薄，脉细。

治法： 补虚散邪。

中药茶饮方： 党参3g　麦冬5g　金银花3g　桔梗2g　川贝粉1g（冲服）

服用方法： 将药材放入水杯中，加水适量，用沸水冲泡闷盖30分钟；或用煮茶壶煎煮20分钟，饮用时将川贝粉纳入，代茶饮。

（六）肺痨

【概述】

肺痨是由于正气不足，感染痨虫所致的一种具有传染性的慢性、虚弱性、消耗性疾病，以咳嗽、咯血、潮热、盗汗和身体消瘦为主要表现，以阴虚为基本病机。根据疾病进展，临床可分为肺阴亏虚、阴虚火旺、气阴两伤和阴阳两虚证。

中药茶饮可作为肺痨的辅助治疗，能缓解咳嗽、潮热、盗汗等症状，缩短病程，防止疾病迁延，变生他证。中药茶饮治疗肺痨应遵《医学正传》之言："治之之法，一则杀其虫，以绝其根本，一则补虚，以复其真元。"应以补虚培元，治痨杀虫为基本治疗原则，滋阴润肺，清降火热，重视培土生金之法。此外，可适当选用具有抗痨作用的中药材，提高疗效。

【辨证与茶饮】

1.肺阴亏虚

表现： 干咳，咳痰量少，质黏，或夹血丝，胸部隐痛，五心烦热，口干咽燥，或伴盗汗，舌边尖红，苔薄，脉细或细数。

治法： 滋阴润肺。

中药茶饮方： 百合4g　麦冬5g　玉竹2g　北沙参3g　百部3g

服用方法： 将药材放入水杯中，加水适量，用沸水冲泡闷盖30分钟；或用煮茶壶煎煮20分钟，代茶饮。

2.阴虚火旺

表现： 干咳，痰少质黏，或咳黄稠痰，五心烦热，颧红，盗汗，口渴，形体消瘦，可伴咯血，血色鲜红，舌红而干，苔薄黄或剥，脉细数。

治法： 滋阴清热。

中药茶饮方： 百合5g　麦冬4g　生地2g　秦艽2g　百部3g

服用方法： 将药材放入水杯中，加水适量，用沸水冲泡闷盖30分钟；或用煮茶壶煎煮20分钟，代茶饮。

3.气阴两伤

表现： 咳嗽声低，咳痰无力，咳痰清稀色白，神疲乏力，面色白，午后潮热，自汗盗汗，或伴咯血，纳差，便溏，舌质淡，边有齿印，苔薄或少苔，脉细弱而数。

治法： 益气养阴。

中药茶饮方： 百合5g　麦冬5g　西洋参3g　黄芪5g　北沙参2g

服用方法： 将药材放入水杯中，加水适量，用沸水冲泡闷盖30分钟；或用煮茶壶煎煮20分钟，代茶饮。

4.阴阳两虚

表现： 咳逆少气，咳痰色白，或夹血丝，自汗，盗汗，四肢浮肿，形寒肢冷，或大肉尽脱，舌质光淡隐紫，少津，脉微细而数，或虚大无力。

治法： 滋阴补阳。

中药茶饮方： 熟地3g　党参4g　黄芪4g　枸杞子6g　山茱萸2g

服用方法： 将药材放入水杯中，加水适量，用沸水冲泡闷盖30分钟；或用煮茶壶煎煮20分钟，代茶饮。

（七）肺胀（稳定期）

【概述】

肺胀是多种慢性肺系疾病反复发作，迁延不愈，又复感邪气，导致肺、脾、肾虚损，痰瘀阻结，气道不畅，肺气胀满，不得敛降的一种病证。临床常见喘息气促，咳嗽咳痰，胸部胀满，胸闷，甚则唇甲紫绀，心悸，水肿等表现，严重者可致喘脱、昏迷等症。本病以老年人多见，有长期慢性肺病病史，常因外感邪气所诱发。本病多属本虚标实之证，外感发作时以邪实为主，邪实又以痰浊、瘀血为主要病理因素；平时稳定期以本虚为主，主要为肺、脾、肾三脏亏虚。

中药茶饮辅助治疗肺胀重点在稳定期扶正固本，补益正气以减少发作次数，预防疾病传变。中药茶饮在稳定期应以扶正治本，标本兼治为治疗原则，依据脏腑气虚、阴虚、阳虚等不同情况，分别采取补气、养阴、温阳之法，对于虚实夹杂见痰湿、血瘀之证，则应标本兼顾，佐以化痰、祛瘀。

【辨证与茶饮】

1.肺肾气虚

表现：呼吸短浅，咳声低微，痰如泡沫，胸满短气，喘息不能平卧，形寒自汗，面色白，舌淡，苔白润，脉沉细无力。

治法：补肺益肾。

中药茶饮方：黄芪4g　党参4g　熟地3g　山茱萸3g　山药3g　紫菀2g

服用方法：将药材放入水杯中，加水适量，用沸水冲泡闷盖30分钟；或用煮茶壶煎煮20分钟，代茶饮。

2.肺肾阴虚

表现：干咳少痰，痰黏不易咳出，或夹血丝，胸胁满闷，气短，呼多吸少，低热，盗汗，五心烦热，腰膝酸软，舌红少苔，脉细数。

治法：补肺益肾。

中药茶饮方：熟地3g　山茱萸3g　山药3g　麦冬3g　五味子1g
　　　　　　　　川贝粉1克（冲服）

服用方法：将药材放入水杯中，加水适量，用沸水冲泡闷盖30分钟；或用煮茶壶煎煮20分钟，饮用时将川贝粉纳入，代茶饮。

3.气虚痰阻

表现：咳痰量多，色白质腻或呈泡沫状，倦怠乏力，气短喘息，不耐劳累，畏风自汗，脘痞纳少，舌暗，苔薄腻或浊腻，脉滑。

治法：益气健脾化痰。

中药茶饮方：党参3g　茯苓4g　陈皮2g　紫苏子2g　款冬花2g

服用方法：将药材放入水杯中，加水适量，用沸水冲泡闷盖30分钟；或用煮茶壶煎煮20分钟，代茶饮。

4.痰瘀互阻

表现：咳痰量多，色白或呈泡沫状，胸部膨满，憋闷窒塞，喘息不得平卧，面色灰白或黯淡，唇甲紫绀，舌质暗或紫，舌下络脉迂曲，苔腻或浊腻，脉弦滑。

治法：祛瘀化痰。

中药茶饮方：陈皮3g　茯苓3g　丹参4g　款冬花3g　红景天4g

服用方法：将药材放入水杯中，加水适量，用沸水冲泡闷盖20分钟；或用煮茶壶煎煮15分钟，代茶饮。

（八）肺痿

【概述】

肺痿指由久病损肺、误治津伤、外感邪气、情志不调等因素而致肺叶痿弱不用的一种慢性虚损性疾病。临床以咳吐浊唾涎沫为主要表现，可伴神疲、面色白、消瘦等症状，其基本病机为肺津不足而致上焦虚热或肺中虚冷，气不化津，肺失濡养而致肺叶痿弱。肺痿首见于《金匮要略》，仲景予以麦门冬汤和甘草干姜汤分别治疗虚热肺痿和虚寒肺痿，为肺痿的辨证论治奠定了基础。

中药茶饮治疗肺痿有助于缓解肺痿咳吐浊涕涎沫等症状，此外，肺痿之人多久病体虚，迁延不愈，中药茶饮有助于扶助正气，稳定病情，防止疾病恶化。中药茶饮治疗肺痿基本原则为补肺生津，虚热之证，当清热生津；虚寒之证，当温肺益气。

【辨证与茶饮】

1.虚热证

表现：咳吐浊唾，或带血丝，质黏，气粗喘促，口燥咽干，可伴形体消瘦，舌红而干，脉虚数。

治法：滋阴清热生津。

中药茶饮方：西洋参5g　麦冬6g　生甘草2g　川贝粉1g（冲服）　红枣4枚

服用方法：将药材放入水杯中，加水适量，用沸水冲泡闷盖30分钟；或用煮茶壶煎煮20分钟，饮用时纳入川贝粉，代茶饮。

2.虚寒证

表现：咳吐涎沫，质地清稀，气短，神疲乏力，形寒肢冷，纳呆，小便清长，舌质淡，脉虚弱。

治法：温肺益气。

中药茶饮方：炙甘草2g　干姜3g　生晒参3g　红枣4枚

服用方法：将药材放入水杯中，加水适量，用沸水冲泡闷盖30分钟；或用煮茶壶煎煮20分钟，代茶饮。

二、心系病证

（一）心悸

【概述】

心悸多因感受外邪、药食不当、七情所伤、体虚劳倦等，致使邪扰心神或心失所养而发。临床常见患者自觉心中悸动不安，心慌，甚则不能自主，心搏异常，胸闷，心烦，寐差等表现，本病常由情绪波动、劳倦、饮酒等诱发。心悸可分虚实，实证多由痰浊、血瘀、气滞、水饮等实邪扰动心神所致；虚证则因气、血、阴、阳亏虚，心神失养而成。本病虚实两证往往相互夹杂，实证日久可致正气亏虚，虚证也可因虚致实。

中药茶饮能够缓解心悸、心慌、胸闷等症状，早期能改善心脏功能，防止心脏进一步受损，后期能扶正固本，防止疾病进一步恶化。中药茶饮治疗心悸应以安神定悸为基本原则，根据虚实的不同，予以补虚、祛邪等不同之法。

【辨证与茶饮】

1.心虚胆怯

表现：心悸，善惊易恐，寐差多梦，易惊醒，食少纳呆，平素胆怯易惊，苔薄白，脉细数或细弦。

治法：养心镇惊，安神定志。

中药茶饮方：党参3g　酸枣仁4g　远志2g　茯神2g　琥珀粉1g（冲服）

服用方法：将药材放入水杯中，加水适量，用沸水冲泡闷盖30分钟；或用煮茶壶煎煮20分钟，饮用时纳入琥珀粉，代茶饮。

2.心血不足

表现：心悸气短，倦怠乏力，头晕目眩，失眠健忘，面色无华，纳呆，常因劳累后诱发，舌淡红，脉细弱。

治法：补心养血。

中药茶饮方：当归4g　党参3g　龙眼肉6g　川芎3g　炙甘草2g

服用方法：将药材放入水杯中，加水适量，用沸水冲泡闷盖30分钟；或用煮茶壶煎煮20分钟，代茶饮。

3.阴虚火旺

表现：心悸，五心烦热，口干，盗汗，寐差，情绪急躁，可伴耳鸣腰酸，头晕目眩，舌红少津，苔少或无，脉细数。

治法：滋阴清热。

中药茶饮方：生地3g　麦冬5g　丹参3g　当归2g　西洋参3g

服用方法：将药材放入水杯中，加水适量，用沸水冲泡闷盖30分钟；或用煮茶壶煎煮20分钟，代茶饮。

4.心阳不振

表现：心悸不安，胸闷气短，甚则胸痛窒塞，面色白，形寒肢冷，劳累后病情可加重，舌淡苔白，脉虚弱或沉细无力。

治法：温补心阳。

中药茶饮方：桂枝3g　炙甘草3g　生晒参3g　红枣4枚

服用方法：将药材放入水杯中，加水适量，用沸水冲泡闷盖30分钟；或用煮茶壶煎煮20分钟，代茶饮。

5.气阴两虚

表现：心悸气短，神疲乏力，头晕，自汗盗汗，心烦不寐，可伴口干，舌红少苔，脉细数或细数无力。

治法：益气养阴。

中药茶饮方：黄芪4g　麦冬6g　党参3g　五味子2g　红枣4枚

服用方法：将药材放入水杯中，加水适量，用沸水冲泡闷盖30分钟；或用煮茶壶煎煮20分钟，代茶饮。

6.水饮凌心

表现：心悸，胸闷，可伴头眩，下肢浮肿，形寒肢冷，舌淡胖，苔白滑，脉弦滑或沉细而滑。

治法：温阳利水。

中药茶饮方：茯苓3g　炒白术3g　桂枝2g　泽泻3g　玉米须2g

服用方法：将药材放入水杯中，加水适量，用沸水冲泡闷盖20分钟；或用煮茶壶煎煮15分钟，代茶饮。

7.瘀阻心脉

表现：心悸不安，时有胸痛，痛如针刺，唇甲青紫，舌质紫暗或有瘀斑，脉涩或结或代。

治法：祛瘀通脉。

中药茶饮方：丹参3g　红景天5g　红花2g　青皮2g　川芎2g

服用方法：将药材放入水杯中，加水适量，用沸水冲泡闷盖20分钟；或用煮茶壶煎煮15分钟，代茶饮。

8.痰火扰心

表现：心悸，胸闷烦躁，失眠多梦，口苦口干，喜食肥甘厚味，大便秘结，小便色黄，舌红，苔黄腻，脉弦滑。

治法：清热化痰。

中药茶饮方：黄连3g　陈皮2g　茯苓2g　竹茹2g　瓜蒌皮3g

服用方法：将药材放入水杯中，加水适量，用沸水冲泡闷盖20分钟；或用煮茶壶煎煮15分钟，代茶饮。

（二）胸痹

【概述】

胸痹是指由寒邪侵袭、饮食失调、情志不畅、体虚劳倦等因素致使胸阳不振，心脉痹阻而引发胸部闷痛的疾病。轻者仅见胸部闷痛，持续时间较短，休息后可缓解；重者可见胸痛彻背，背痛彻心，喘息不得卧，汗出，气短，持续时间较长，反复发作；严重者胸痛剧烈，持续不解，可致真心痛之危候。本病多属本虚标实之证，发作期以标实为主，常见血瘀、气滞、寒凝、痰浊等因素；缓解期以本虚为多。

胸痹若治疗及时，病情可得到缓解。中药茶饮适宜在胸痹缓解期饮用，能够缓解发作时的症状，稳定病情，防止疾病反复发作，以免危及生命。治疗胸痹应以宽胸通阳，活血通脉为基本原则，先治标后治本，先祛邪后扶正，必要时也可标本同治，祛邪与扶正兼顾。一旦突发真心痛之危象，应配合西医及时治疗。

【辨证与茶饮】

1.心血瘀阻

表现：心胸疼痛，以刺痛、绞痛为主，痛有定处，严重者可心痛彻背，背痛彻心，常伴胸闷窒塞，舌质紫暗，有瘀斑，苔薄，脉弦涩。

治法：活血化瘀。

中药茶饮方：丹参3g　红花2g　川芎2g　酒当归3g　红景天3g

服用方法：将药材放入水杯中，加水适量，用沸水冲泡闷盖20分钟；或用煮茶壶煎煮15分钟，代茶饮。

2.痰浊闭阻

表现：胸痛，胸闷，形体肥胖，可伴咳痰量多，阴雨潮湿天气易加重，倦怠乏力，纳呆便溏，舌体胖大且边有齿痕，苔浊腻或白滑，脉滑。

治法：化痰降浊。

中药茶饮方：薤白2g　瓜蒌皮2g　陈皮2g　茯苓4g　川芎2g

服用方法：将药材放入水杯中，加水适量，用沸水冲泡闷盖20分钟；或用煮茶壶煎煮15分钟，代茶饮。

3.气滞心胸

表现：胸胁胀闷，胸痛时发时止，善太息，情志不舒易诱发或加重，苔薄或薄腻，脉细弦。

治法：行气通络。

中药茶饮方：柴胡3g　川芎2g　枳壳2g　陈皮2g　赤芍2g

服用方法：将药材放入水杯中，加水适量，用沸水冲泡闷盖20分钟；或用煮茶壶煎煮15分钟，代茶饮。

4.阴寒凝滞

表现：猝然心痛，疼痛剧烈，甚则心痛彻背，形寒肢冷，严重者可伴面色苍白，汗出，气短，心悸，常因气候寒冷或外感风寒而发病，苔薄白，脉沉紧或沉细。

治法：温阳散寒。

中药茶饮方：桂枝3g　薤白3g　当归3g　枳壳2g　生姜5g

服用方法：将药材放入水杯中，加水适量，用沸水冲泡闷盖30分钟；或用煮茶壶煎煮20分钟，代茶饮。

5.心肾阴虚

表现：心痛隐隐，心悸，盗汗，心烦不寐，腰酸膝软，头晕耳鸣，大便秘结，舌红少津，苔薄或剥，脉细数或促代。

治法：滋阴清火，养心和络。

中药茶饮方：熟地2g　麦冬3g　当归3g　丹参3g　赤芍2g

服用方法：将药材放入水杯中，加水适量，用沸水冲泡闷盖30分钟；或用煮茶壶煎煮20分钟，代茶饮。

6.气阴两虚

表现：心胸隐痛，心悸气短，伴倦怠乏力，畏风，自汗盗汗，常因劳累或思虑过度后加重，舌质淡红，舌体胖且边有齿痕，苔薄白，脉虚细缓或结代。

治法：益气养阴。

中药茶饮方：黄芪5g　麦冬3g　西洋参3g　当归2g　红景天2g

服用方法：将药材放入水杯中，加水适量，用沸水冲泡闷盖30分钟；或用煮茶壶煎煮20分钟，代茶饮。

7.阳气虚衰

表现：心胸闷痛，憋闷，自汗，面色白，神疲无力，畏寒，形寒肢冷，或见下肢浮肿，舌质淡胖，边有齿痕，苔白或腻，脉沉细迟。

治法：益气温阳。

中药茶饮方：肉桂1g　生晒参3g　熟地2g　山茱萸2g　炙甘草2g

服用方法：将药材放入水杯中，加水适量，用沸水冲泡闷盖30分钟；或用煮茶壶煎煮20分钟，代茶饮。

8.气虚血瘀

表现：胸痛如针刺，痛有定处，神疲乏力，少气懒言，自汗畏风，唇甲紫暗，舌暗苔薄，边有瘀点，舌下络脉迂曲，脉沉涩。

治法：益气活血。

中药茶饮方：黄芪5g　当归3g　川芎3g　红景天3g

服用方法：将药材放入水杯中，加水适量，用沸水冲泡闷盖30分钟；或用煮茶壶煎煮20分钟，代茶饮。

（三）不寐

【概述】

不寐是指由情志不调、饮食不节、思虑过度、体虚劳倦等因素，导致阴虚不得纳阳或阳盛不得入阴，阴阳失交之证。临床常表现为入睡困难或易醒，醒后不能再入睡，或彻夜不眠等，上述表现只有持续3周以上才可诊断为不寐。一时情志不舒、或睡眠环境改变，或饮用浓茶、咖啡等导致一过性失眠不属于不寐。依据病性之虚实，不寐可分为实证和虚证，实证多由火热或痰热扰动心神，以致心神不安；虚证则多因阴虚火旺，扰动心神或脏腑虚衰，心神失养所致。

中药茶饮对于治疗不寐具有很好的辅助作用，能够改善睡眠质量，缩短入睡时间。安神定志是治疗不寐的基本之法，依据病性之虚实，采取"虚者补之，实者泻之"，同时可以少佐安神之品，提高疗效。此外，在药物治疗的同时，应给予患者积极的心理疏导，有助于情志畅达。

【辨证与茶饮】

1.肝郁化火

表现：不寐多梦，入睡困难，心烦，口干口苦，平素情绪急躁易怒，可伴头晕头胀，两胁胀痛，小便色黄，大便干结，舌红苔黄，脉弦而数。

治法：清肝泻火。

中药茶饮方：柴胡3g　焦山栀5g　黄芩3g　炒白芍3g　合欢花3g

服用方法： 将药材放入水杯中，加水适量，用沸水冲泡闷盖20分钟；或用煮茶壶煎煮15分钟，代茶饮。

2. 痰热内扰

表现： 不寐，不易入睡，梦多，心烦，胸闷，泛恶嗳气，可伴头重，目眩，常由长期进食肥甘厚味引起，舌偏红，苔黄腻，脉滑数。

治法： 清热化痰。

中药茶饮方： 陈皮2g　竹茹3g　茯苓3g　石菖蒲2g　焦山栀4g

服用方法： 将药材放入水杯中，加水适量，用沸水冲泡闷盖20分钟；或用煮茶壶煎煮15分钟，代茶饮。

3. 心脾两虚

表现： 不寐易醒，心悸健忘，神疲乏力，面色少华，纳差便溏，可伴头晕目眩，劳累或思虑过度易加重，舌淡苔薄，脉细无力。

治法： 健脾养心。

中药茶饮方： 党参3g　当归3g　黄芪4g　远志2g　合欢花3g

服用方法： 将药材放入水杯中，加水适量，用沸水冲泡闷盖30分钟；或用煮茶壶煎煮20分钟，代茶饮。

4. 心肾不交

表现： 心烦不寐，入睡困难，盗汗，心悸，五心烦热，腰膝酸软，耳鸣，舌红少苔，脉细数。

治法： 交通心肾。

中药茶饮方： 黄连2g　肉桂1g（煎煮后下）　合欢花3g　生地3g

服用方法： 将药材放入水杯中，加水适量，用沸水冲泡闷盖20分钟；或用煮茶壶煎煮15分钟，代茶饮。

5. 心胆气虚

表现： 多梦易醒，胆怯易惊，心悸，可伴自汗，倦怠乏力，舌淡，脉弦细。

治法： 补虚镇惊，安神定志。

中药茶饮方： 党参3g　远志2g　茯神3g　酸枣仁5g　合欢花2g

服用方法： 将药材放入水杯中，加水适量，用沸水冲泡闷盖30分钟；或用煮茶壶煎煮20分钟，代茶饮。

6. 阴虚火旺

表现： 心烦不寐，不易入睡，盗汗，五心烦热，情绪急躁，口干口苦，可伴头晕耳鸣，舌红，少苔，脉细数。

治法： 滋阴清热。

中药茶饮方：生地3g　麦冬4g　当归2g　五味子1g　酸枣仁5g

服用方法：将药材放入水杯中，加水适量，用沸水冲泡闷盖30分钟；或用煮茶壶煎煮20分钟，代茶饮。

7.血虚肝热

表现：不寐，夜间身热，虚烦不得卧，情绪急躁易怒，唇甲色白，舌淡，苔薄黄，脉细数。

治法：滋阴清肝。

中药茶饮方：酸枣仁5g　炒白芍2g　合欢花3g　琥珀粉2g（冲服）

服用方法：将药材放入水杯中，加水适量，用沸水冲泡闷盖30分钟；或用煮茶壶煎煮20分钟，饮用时纳入琥珀粉，代茶饮。

（四）多寐

【概述】

多寐是指由实邪阻滞脉络，蒙塞心窍或脏腑虚衰，心窍失荣所致的一种病证。以时时欲睡，不分昼夜为主要表现，亦称"嗜睡""多眠"等。本病主要病位在心，但与脾、肾密切相关。脾胃亏虚、脾肾阳虚、脾虚湿盛皆可导致多寐。

中药茶饮能调节机体状态，有效缓解多寐的症状。中药茶饮治疗多寐多根据病性虚实，以健脾化湿、益气温阳、醒神开窍等为基本治法。

【辨证与茶饮】

1.脾虚湿盛

表现：四肢困重，头重如裹，倦怠嗜睡，胸闷脘痞，纳呆食少，便溏，苔腻，脉濡。

治法：运脾化湿。

中药茶饮方：苍术4g　陈皮2g　茯苓3g　广藿香3g　生姜4g

服用方法：将药材放入水杯中，加水适量，用沸水冲泡闷盖20分钟；或用煮茶壶煎煮15分钟代茶饮。

2.脾气亏虚

表现：倦怠乏力，少气懒言，嗜睡，劳累后易加重，纳差，便溏，面色萎黄，舌淡红，苔薄白，脉弱。

治法：益气健脾。

中药茶饮方：黄芪5g　党参3g　柴胡2g　炒白术3g　炙甘草2g

服用方法：将药材放入水杯中，加水适量，用沸水冲泡闷盖30分钟；或用煮茶壶煎煮20分钟，代茶饮。

3.阳气虚衰

表现：嗜睡，神疲倦怠，畏风，形寒肢冷，面色㿠白，舌淡，苔薄，脉沉弱。

治法：益气温阳。

中药茶饮方：肉桂1g　仙灵脾2g　生晒参2g　炒白术2g

服用方法：将药材放入水杯中，加水适量，用沸水冲泡闷盖30分钟；或用煮茶壶煎煮20分钟，代茶饮。

（五）健忘

【概述】

健忘是指由思虑过度、年老体弱、久病内伤等因素引起的以记忆力减退，遇事善忘为主要症状的疾病，常见于老年或久病的人群。本病与心、脾、肾关系密切，可分虚实两端，虚者多由心脾亏虚，肾精不足，不得荣养清窍所发；实者则由痰瘀阻滞，清阳不升所致。但本病以虚证居多，亦可见虚实夹杂之证。老年健忘的人群，常可变生痴呆等病。

中药茶饮治疗健忘能够改善机体功能，减少健忘转变为痴呆的可能。由于本病多以虚证为主，故中药茶饮多以补益为要，以养心安神，健脾补肾为基本原则。若见实证，则治以清热化痰、活血化瘀等法。若见虚实夹杂者，则应标本兼顾。

【辨证与茶饮】

1.心脾两虚

表现：健忘，多思虑过度或劳心过度，神疲乏力，面色少华，心悸失眠，食少纳差，舌淡，脉细。

治法：养心健脾。

中药茶饮方：黄芪6g　党参5g　远志3g　龙眼肉4g

服用方法：将药材放入水杯中，加水适量，用沸水冲泡闷盖30分钟；或用煮茶壶煎煮20分钟，代茶饮。

2.肾精亏耗

表现：健忘，多见于年老体弱者，伴头晕耳鸣，腰膝酸软，盗汗，五心烦热，舌红，脉细数。

治法：滋阴补肾。

中药茶饮方：熟地5g　枸杞子5g　山茱萸3g　麦冬3g

服用方法：将药材放入水杯中，加水适量，用沸水冲泡闷盖30分钟；或用煮茶壶煎煮20分钟，代茶饮。

3.瘀血内阻

表现：健忘，头晕或头痛，痛处固定，夜间加重，多有外伤病史或久病所致，肌肤甲错，口唇紫暗，舌质暗，边有瘀斑，舌下络脉迂曲，脉涩或沉细。

治法：活血化瘀。

中药茶饮方：丹参5g　红景天3g　红花2g　当归3g　陈皮2g

服用方法：将药材放入水杯中，加水适量，用沸水冲泡闷盖20分钟；或用煮茶壶煎煮15分钟，代茶饮。

4.痰浊扰心

表现：健忘，头昏蒙或沉重，四肢困重，倦怠嗜睡，或伴胸脘痞闷，咳痰，呕恶，舌淡红，苔腻，脉滑。

治法：化痰降浊。

中药茶饮方：苍术5g　茯苓5g　竹茹3g　陈皮3g

服用方法：将药材放入水杯中，加水适量，用沸水冲泡闷盖20分钟；或用煮茶壶煎煮15分钟，代茶饮。

（六）痫病缓解期

【概述】

痫病是指由先天因素和后天因素导致的脏腑功能失调，阴阳失衡所致的气机逆乱，元神失控的病证，相当于西医学的癫痫。以发作时精神恍惚，甚则昏不知人，口吐涎沫，两目上视，肢体抽搐，醒后一如常人为主要表现。本病以痰邪为最主要的病理因素，涉及心、脑、肝、脾、肾等多脏。由于痰湿之邪胶固难化，因此本病容易反复发作，难以痊愈。

由于本病具有时发时止的特点，因此可以在缓解期予以中药茶饮调理，以控制病情，减少发作次数，减轻发作时的程度，防止痫病反复发作。痫病缓解期的中药茶饮以祛邪补虚为基本原则，治以健脾化痰、滋补肝肾、养心安神等不同之法。

【辨证与茶饮】

1.瘀阻脑窍

表现：平素头晕头痛，痛有定处，伴单侧肢体疼痛麻木；发作时单侧肢体抽搐，或一侧面部抽动，口唇青紫；舌暗红，边有瘀斑，苔薄白，脉涩。

治法：化痰开窍。

中药茶饮方：丹参5g　红景天3g　红花2g　川芎3g　葱白3g

服用方法：将药材放入水杯中，加水适量，用沸水冲泡闷盖20分钟；或用煮茶壶煎煮15分钟，代茶饮。

2.痰热内阻

表现：平素面红目赤，心烦失眠，口苦口干，小便短赤，大便干结；发作时昏仆抽搐，吐涎，或有吼叫；舌红，苔黄腻，脉弦滑而数。

治法：清热化痰开窍。

中药茶饮方：陈皮2g　竹茹3g　茯苓3g　石菖蒲2g　黄芩4g

服用方法：将药材放入水杯中，加水适量，用沸水冲泡闷盖20分钟；或用煮茶壶煎煮15分钟，代茶饮。

3.气虚痰湿

表现：平素神疲乏力，少气懒言，胸膈满闷，纳差便溏；发作时面色白，蜷卧拘急，呕吐涎沫，叫声低怯；舌质淡，苔白腻，脉濡滑或弦细滑。

治法：益气健脾，理气化痰。

中药茶饮方：党参3g　白术5g　茯苓5g　陈皮3g

服用方法：将药材放入水杯中，加水适量，用沸水冲泡闷盖15分钟；或用煮茶壶煎煮10分钟，代茶饮。

4.心脾两虚

表现：头晕，心悸，少寐，神疲乏力，面色白或萎黄，食少纳差；发作时面色白，四肢不温，呕吐涎沫；舌淡，苔薄白，脉弱。

治法：健脾养心。

中药茶饮方：黄芪6g　党参5g　丹参3g　大枣5枚

服用方法：将药材放入水杯中，加水适量，用沸水冲泡闷盖30分钟；或用煮茶壶煎煮20分钟，代茶饮。

5.心肾亏虚

表现：心悸失眠，神志恍惚，头晕耳鸣，腰膝酸软，面色晦暗，舌淡红或红，苔薄白或少苔，脉沉弱或沉细无力。

治法：补肾养心。

中药茶饮方：熟地5g　枸杞子5g　山茱萸3g　山药3g

服用方法：将药材放入水杯中，加水适量，用沸水冲泡闷盖30分钟；或用煮茶壶煎煮20分钟，代茶饮。

（七）痴呆

【概述】

痴呆是老年人常见病，以善忘，语言不连贯，不能辨认熟人或物体，动作笨拙，反应迟钝，生活能力下降为主要表现，后期严重者可出现神愆如寐，形神失控等症状。本病发生与虚、痰、瘀三方面有关。初期多见由于年老体虚，髓海不足，脾肾亏虚，清窍失养所致的虚证，病情相对稳定；中期则由虚致实，痰浊、瘀血内生，蒙蔽清窍，可伴有情志异常的症状，病情可见明显波动；后期正虚邪盛，内生浊毒，病情明显恶化。

本病若早期发现，并进行积极干预，可以延缓疾病进程，防止疾病迅速恶化，改善病人的生活质量。中药茶饮能够在痴呆的早期和中期减缓疾病的发展速度，防止疾病迅速进入后期。中药茶饮治疗本病须分辨虚实。虚证以滋补肝肾，益气健脾为主；实证以化痰开窍，活血化瘀为要。由于本病往往虚实夹杂，也可以扶正与祛邪兼顾并施。

【辨证与茶饮】

1.髓海不足

表现：善忘，记忆力下降，倦怠嗜卧，动作笨拙，头晕耳鸣，腰膝酸软，齿枯发焦，舌瘦色淡，脉沉细。

治法：补肾益髓。

中药茶饮方：熟地4g　当归3g　党参5g　远志3g　石菖蒲3g

服用方法：将药材放入水杯中，加水适量，用沸水冲泡闷盖30分钟；或用煮茶壶煎煮20分钟，代茶饮。

2.脾肾两虚

表现：善忘，反应迟钝，易惊善恐，食少纳差，口涎外溢，夜尿频多，甚则二便失禁，舌淡体胖有齿痕，苔白或腻，脉沉细弱。

治法：健脾补肾。

中药茶饮方：熟地5g　山茱萸3g　山药3g　党参3g　大枣4枚

服用方法：将药材放入水杯中，加水适量，用沸水冲泡闷盖30分钟；或用煮茶壶煎煮20分钟，代茶饮。

3.痰浊蒙窍

表现：善忘进行性加重，表情呆滞，迷路误事，不言不语，洁秽不分，亲疏不辨，口吐痰涎，纳呆，舌苔垢腻，脉弦而滑。

治法：化痰开窍。

中药茶饮方：白术5g　茯苓5g　石菖蒲3g　陈皮3g　远志3g

服用方法：将药材放入水杯中，加水适量，用沸水冲泡闷盖20分钟；或用煮茶壶煎煮15分钟，代茶饮。

4.瘀阻脑窍

表现：善忘，神呆不语，反应迟钝，动作笨拙，头痛，面色晦暗，半身麻木，言语不利，舌紫瘀斑，脉细弦或沉迟。

治法：化痰开窍。

中药茶饮方：丹参5g　红景天3g　红花2g　川芎3g　葱白3g

服用方法：将药材放入水杯中，加水适量，用沸水冲泡闷盖20分钟；或用煮茶壶煎煮15分钟，代茶饮。

三、脑系病证

（一）头痛

【概述】

头痛是由外感六淫之邪，或内伤诸病，或外伤跌仆引起的清阳被遏或气血失养，瘀阻脑络之证。临床可见头各部位的疼痛，例如前额、两颞侧、颠顶、枕后或全头部疼痛，可伴有恶心呕吐、头晕等症状。头痛可分外感头痛和内伤头痛，一般外感头痛由感受外邪引起，起病较急，疼痛剧烈，以胀痛、重痛、灼痛、抽掣痛为主，可伴有外感表证；虚证头痛则多由气血亏虚，不得上充头目或瘀阻脑络，不得荣养所致，一般起病较缓，疼痛不甚，以隐痛、空痛、刺痛为主。

外感头痛一般病程较短，预后较好，中药茶饮能缩短病程，缓解头痛及外感表证的症状，治疗上以祛风为主，根据寒、热、湿邪的不同，兼以散寒、清热、祛湿之法。内伤头痛一般病程较长，易迁延不愈，反复发作，中药茶饮能有效降低复发次数，治疗则以补养气血，益肾填精为主，兼有实邪者佐以化痰、祛瘀等。

若头痛见起病突然，疼痛剧烈，伴有喷射状呕吐，甚则半身不遂、言语不利、四肢麻木等症，则应及时就医治疗。

【辨证与茶饮】

1.风寒头痛

表现：多由感受寒凉后而起头痛，掣痛，伴拘急收紧感，可伴恶风畏寒，流清涕，口不渴，舌淡红，苔薄白，脉浮或浮紧。

治法：散寒止痛。

中药茶饮方：荆芥3g　防风3g　川芎5g　薄荷3g　炙甘草2g

服用方法：将药材放入水杯中，加水适量，用沸水冲泡闷盖15分钟；或用煮茶壶煎煮8分钟，代茶饮。

2.风热头痛

表现： 头胀痛，甚则头痛欲裂，可伴身热，口渴喜冷饮，小便短赤，便秘，舌尖红，苔薄黄，脉浮数。

治法： 疏风清热。

中药茶饮方： 菊花4g　桑叶2g　黄芩3g　薄荷3g　川芎3g

服用方法： 将药材放入水杯中，加水适量，用沸水冲泡闷盖15分钟；或用煮茶壶煎煮8分钟，代茶饮。

3.风湿头痛

表现： 头痛如裹，重痛感，四肢困重，倦怠，纳果，可伴胸脘痞闷，大便稀溏，舌淡苔白腻，脉濡。

治法： 祛风除湿止痛。

中药茶饮方： 羌活3g　川芎3g　苍术3g　藁本3g　陈皮2g

服用方法： 将药材放入水杯中，加水适量，用沸水冲泡闷盖15分钟；或用煮茶壶煎煮8分钟，代茶饮。

4.暑湿头痛

表现： 发生于暑湿季节，头痛头重，四肢困重，脘痞纳果，便溏，可伴恶寒发热，汗出，苔腻，脉濡。

治法： 祛暑除湿。

中药茶饮方： 佩兰3g　香薷2g　荷叶3g　黄连3g

服用方法： 将药材放入水杯中，加水适量，用沸水冲泡闷盖15分钟；或用煮茶壶煎煮8分钟，代茶饮。

5.肝阳头痛

表现： 头胀痛或抽掣痛，以两侧为主，情绪急躁或恼怒易诱发，可伴心烦失眠，胁肋隐痛，腰膝酸软，舌红苔薄黄，脉弦细数。

治法： 平肝潜阳。

中药茶饮方： 天麻5g　钩藤3g　牛膝2g　黄芩3g　炒白芍3g

服用方法： 将药材放入水杯中，加水适量，用沸水冲泡闷盖20分钟；或用煮茶壶煎煮15分钟，代茶饮。

6.血虚头痛

表现： 头痛隐隐，心悸，可伴眩晕，神疲乏力，面色无华，舌质淡，苔薄白，脉细弱。

中药茶饮方： 当归3g　炒白芍3g　川芎3g　生地2g　菊花2g

治法： 滋阴养血。

服用方法：将药材放入水杯中，加水适量，用沸水冲泡闷盖30分钟；或用煮茶壶煎煮20分钟，代茶饮。

7.气血亏虚

表现：头痛隐隐，间断发作，劳累后易发作，倦怠乏力，眼睑、口唇色白，女性月经量少色淡，舌淡，苔薄，脉细弱。

治法：益气补血。

中药茶饮方：黄芪5g　党参3g　当归3g　川芎3g　龙眼肉3g

服用方法：将药材放入水杯中，加水适量，用沸水冲泡闷盖30分钟；或用煮茶壶煎煮20分钟，代茶饮。

8.肾虚头痛

表现：头空痛，眩晕耳鸣，健忘，腰膝酸软，神疲乏力，多见于老年人群，舌红少苔，脉细无力。

治法：补肾益髓。

中药茶饮方：枸杞子6g　熟地3g　山茱萸2g　山药3g　当归2g

服用方法：将药材放入水杯中，加水适量，用沸水冲泡闷盖30分钟；或用煮茶壶煎煮20分钟，代茶饮。

9.阳虚头痛

表现：头痛隐隐，反复发作，遇寒加重，畏寒肢冷，腰冷，小便清长，舌体胖大，苔薄白，脉沉。

治法：温肾补阳。

中药茶饮方：仙灵脾3g　山药3g　菟丝子3g　山茱萸3g　熟地2g　肉桂1g

服用方法：将药材放入水杯中，加水适量，用沸水冲泡闷盖30分钟；或用煮茶壶煎煮20分钟，代茶饮。

10.痰浊头痛

表现：头痛沉重，四肢困重，胸脘痞闷，纳呆，便溏，舌淡苔白腻，脉滑或弦滑。

治法：化痰降浊。

中药茶饮方：天麻5g　姜半夏3g　炒白术3g　陈皮2g　茯苓6g

服用方法：将药材放入水杯中，加水适量，用沸水冲泡闷盖20分钟；或用煮茶壶煎煮15分钟，代茶饮。

11.瘀血头痛

表现：头痛日久，痛如针刺，痛处固定，夜间尤甚，可有头部外伤史，舌质紫暗，边有瘀斑，苔薄白，脉细或细涩。

治法：活血化瘀。

中药茶饮方：红花 3g　川芎 4g　赤芍 2g　醋延胡索 2g　葱白 2g

服用方法：将药材放入水杯中，加水适量，用沸水冲泡闷盖 20 分钟；或用煮茶壶煎煮 15 分钟，代茶饮。

12. 肝火上炎

表现：头痛剧烈，常由情绪急躁所诱发，可伴头晕目眩，口苦口干，胸胁胀闷或疼痛，舌红，苔黄，脉弦数。

治法：清泻肝火。

中药茶饮方：夏枯草 3g　菊花 3g　焦山栀 3g　牡丹皮 2g

服用方法：将药材放入水杯中，加水适量，用沸水冲泡闷盖 20 分钟；或用煮茶壶煎煮 15 分钟，代茶饮。

13. 偏头痛

表现：以一侧头痛为主，搏动性疼痛，伴畏光、畏声，头晕，恶心，呕吐，舌淡红，苔薄，脉弦。

中药茶饮方：醋延胡索 4g　川芎 3g　天麻 5g　菊花 3g　赤芍 3g

服用方法：将药材放入水杯中，加水适量，用沸水冲泡闷盖 20 分钟；或用煮茶壶煎煮 15 分钟，代茶饮。

（二）眩晕

【概述】

眩晕指由感受外邪、情志不舒、饮食劳倦、久病体弱、外伤跌仆等因素引起风、火、痰、瘀上扰，清窍不利或髓海空虚，清窍失养的一种病证。临床以头晕目眩，视物旋转为主要表现，还可伴有恶心、呕吐、耳鸣、耳聋、心悸等其他症状。本病可分虚、实两端，实证多由风、痰、瘀等实邪阻痹经脉所致，虚证多由脾胃不足，肾虚髓空所致。虚实两端可相互转化，亦可成虚实夹杂之证。

眩晕多反复发作，病程较长，迁延不愈。中老年人眩晕频发，被视为"中风先兆"，需要引起重视与关注。中药茶饮能够缓解眩晕发作时的症状，减少眩晕发作次数，防止眩晕日久，变生中风等他证。若突发眩晕伴有头痛、半身不遂、肢体麻木等中风症状，应立即就医治疗。

中药茶饮治疗眩晕以补虚泻实为基本原则。依据虚、实之异，施以补益气血、填精益髓、平肝潜阳、健脾化痰、活血化瘀等不同之法。

【辨证与茶饮】

1. 肝阳上亢

表现：眩晕，头胀，常因情绪急躁或恼怒后诱发，口苦，心烦失眠，面红目赤，舌红苔黄，脉弦数。

治法：平肝潜阳。

中药茶饮方：天麻5g　钩藤3g　牛膝2g　黄芩3g　生白芍3g

服用方法：将药材放入水杯中，加水适量，用沸水冲泡闷盖20分钟；或用煮茶壶煎煮15分钟，代茶饮。

2.痰湿中阻

表现：眩晕，头沉重，可伴恶心呕吐，胸闷脘痞，食少纳差，舌苔白腻，脉濡滑。

治法：祛湿化痰。

中药茶饮方：天麻5g　姜半夏3g　炒白术3g　陈皮2g　茯苓6g

服用方法：将药材放入水杯中，加水适量，用沸水冲泡闷盖20分钟；或用煮茶壶煎煮15分钟，代茶饮。

3.痰热上扰

表现：眩晕，头昏蒙，可伴恶心呕吐，面红目赤，耳鸣，心烦，大便干结，舌红，苔黄腻，脉滑数。

治法：清热化痰。

中药茶饮方：黄连2g　竹茹2g　法半夏3g　陈皮2g　茯苓6g

服用方法：将药材放入水杯中，加水适量，用沸水冲泡闷盖20分钟；或用煮茶壶煎煮15分钟，代茶饮。

4.瘀血阻窍

表现：眩晕，可伴头痛，痛有定处，夜间加重，可有头颅外伤史，面唇紫暗，舌暗有瘀斑，舌下脉络迂曲，脉涩或细涩。

治法：活血通窍。

中药茶饮方：红花3g　赤芍3g　丹参5g　川芎3g　当归3g

服用方法：将药材放入水杯中，加水适量，用沸水冲泡闷盖20分钟；或用煮茶壶煎煮15分钟，代茶饮。

5.气血亏虚

表现：眩晕，过度劳累或思虑后易诱发，神疲倦怠，心悸寐差，自汗，面色白或萎黄，纳少，舌淡苔薄白，脉细弱。

治法：益气补血。

中药茶饮方：黄芪5g　党参3g　当归3g　川芎3g　龙眼肉3g

服用方法：将药材放入水杯中，加水适量，用沸水冲泡闷盖30分钟；或用煮茶壶煎煮20分钟，代茶饮。

6.气虚眩晕

表现：眩晕，倦怠乏力，少气懒言，语声低微，自汗畏风，纳差，舌淡红，苔薄白，脉弱。

治法：益气升清。

中药茶饮方：黄芪5g　党参3g　当归3g　柴胡2g　炙甘草2g

服用方法：将药材放入水杯中，加水适量，用沸水冲泡闷盖30分钟；或用煮茶壶煎煮20分钟，代茶饮。

7.血虚眩晕

表现：眩晕，可伴头隐痛，面色白，唇甲不荣，女性月经量少色淡，舌淡，苔薄白，脉细。

治法：滋阴养血。

中药茶饮方：熟地2g　当归3g　炒白芍3g　川芎3g　大枣4枚

服用方法：将药材放入水杯中，加水适量，用沸水冲泡闷盖30分钟；或用煮茶壶煎煮20分钟，代茶饮。

8.肾阳亏虚

表现：眩晕日久不愈，精神萎靡，腰酸膝软，健忘，面色白，形寒肢冷，舌淡，苔白，脉沉细无力。

治法：温补肾阳。

中药茶饮方：仙灵脾2g　山药3g　菟丝子3g　山茱萸3g　熟地2g　肉桂1g

服用方法：将药材放入水杯中，加水适量，用沸水冲泡闷盖30分钟；或用煮茶壶煎煮20分钟，代茶饮。

9.肾阴不足

表现：眩晕日久，腰酸膝软，两目干涩，五心烦热，少寐，舌红少苔，脉细数。

治法：滋补肾阴。

中药茶饮方：枸杞子6g　熟地3g　山茱萸2g　山药3g　牛膝2g

服用方法：将药材放入水杯中，加水适量，用沸水冲泡闷盖30分钟；或用煮茶壶煎煮20分钟，代茶饮。

10.高血压眩晕验方

中药茶饮方：菊花5g　罗布麻3g

服用方法：将药材放入水杯中，加水适量，用沸水冲泡闷盖15分钟；或用煮茶壶煎煮10分钟，代茶饮。

（三）中风后遗症

【概述】

中风是由内伤积损、情志过极、饮食不节等因素导致内风旋动，气血逆乱，直冲犯脑，以致血瘀脑脉或血溢脉外而发的病证。本病起病较急，以突发半身不遂、肌肤不仁、口舌歪斜、言语不利、神志昏迷等为主要表现，可伴头晕目眩、头痛、行走不稳等其他症状。中风急性期以标实为主，中风后遗症期多见虚中夹实等本虚之证，仍可见到半身不遂、四肢麻木、言语不利等症状。

中风急性期应积极采取西医治疗。在后遗症期，中药茶饮能尽可能改善患者的症状，稳定病情，防止本病再次复发，以及减少患者转为痴呆、郁证等疾病的几率。中药茶饮在中风后遗症期应以攻补兼施，扶正祛邪为基本原则，依据正虚及邪实的不同，施以化痰、祛瘀、益气、养血等法。

【辨证与茶饮】

1.肝阳上亢

表现：半身不遂，言语謇涩，急躁易怒，面红目赤，口苦，尿赤，便干，舌红少苔或苔黄，脉弦数。

治法：平肝潜阳。

中药茶饮方：菊花5g　牛膝2g　赤芍2g　麦冬2g　红花2g

服用方法：将药材放入水杯中，加水适量，用沸水冲泡闷盖20分钟；或用煮茶壶煎煮15分钟，代茶饮。

2.风痰瘀阻

表现：肌肤不仁，肢体沉重，甚则半身不遂，言语不利，头晕目眩，面色晦暗，食少纳差，舌质暗淡或有瘀斑，舌苔白腻，脉弦滑或涩。

治法：化痰祛瘀通络。

中药茶饮方：天麻5g　姜半夏2g　陈皮2g　丹参6g　红花2g

服用方法：将药材放入水杯中，加水适量，用沸水冲泡闷盖20分钟；或用煮茶壶煎煮15分钟，代茶饮。

3.痰热瘀阻

表现：半身不遂，肌肤不仁，言语不利，头晕目眩，面红目赤，吐痰量多色黄，便干，舌质暗或暗红，苔黄或黄腻，脉弦滑。

治法：清热祛瘀化痰。

中药茶饮方：竹茹2g　瓜蒌皮2g　浙贝3g　丹参6g　红花2g

服用方法：将药材放入水杯中，加水适量，用沸水冲泡闷盖20分钟；或用煮茶壶煎煮15分钟，代茶饮。

4.气虚血瘀

表现： 半身不遂，肌肤不仁，四肢麻木，倦怠乏力，面色无华，心悸，舌质暗淡或有瘀斑，舌苔薄白，脉沉细。

治法： 益气活血。

中药茶饮方： 黄芪6g　当归3g　红花3g　赤芍2g

服用方法： 将药材放入水杯中，加水适量，用沸水冲泡闷盖30分钟；或用煮茶壶煎煮20分钟，代茶饮。

5.肝肾亏虚

表现： 半身不遂，四肢麻木，头晕目眩，耳鸣，腰酸腿软，神疲倦怠，或见五心烦热，舌暗红，少苔或无苔，脉细弦或细弦数。

治法： 滋补肝肾。

中药茶饮方： 生地2g　枸杞子4g　麦冬2g　当归2g　牛膝2g

服用方法： 将药材放入水杯中，加水适量，用沸水冲泡闷盖30分钟；或用煮茶壶煎煮20分钟，代茶饮。

四、脾胃系病证

（一）胃痛

【概述】

胃痛指由外邪客胃、饮食伤胃、情志不畅、脾胃素虚等因素导致胃气郁滞，不通则痛，或胃络失养，不荣则痛的病证。临床主要表现为上腹胃脘部疼痛不适，常伴恶心呕吐、纳呆、嘈杂泛酸、嗳气等其他消化道症状。根据不同病因，胃痛临床常见可分为寒邪客胃、宿食积滞、肝胃郁热、肝气犯胃、湿热中阻、瘀血停滞、胃阴不足和脾胃虚寒这八个证型。

中药茶饮能够缓解胃痛发病时的疼痛不适感，减轻纳呆、嘈杂、嗳气等症状，防止胃痛衍生变证。中药茶饮在治疗胃痛早期属实证时，以疏肝理气、活血化瘀、清解郁热为主。胃痛后期多属虚证，则治以健脾益胃之法。胃痛日久不愈者，多为虚实夹杂，治应补虚泻实，标本兼治。

【辨证与茶饮】

1.寒邪客胃

表现： 胃猝然而痛，得温痛减，恶寒喜暖，喜热饮，舌淡苔薄白，脉弦紧。

治法： 散寒止痛。

中药茶饮方： 高良姜3g　香附3g

服用方法：将药材放入水杯中，加水适量，用沸水冲泡闷盖15分钟；或用煮茶壶煎煮8分钟，代茶饮。

2.饮食积滞

表现：胃脘胀满疼痛，嗳腐吞酸，不思饮食，大便不爽，可伴呕吐腐臭的食物，多由饮食不节，过食肥甘厚味引起，舌苔厚腻，脉滑。

治法：消食导滞，和胃止痛。

中药茶饮方：山楂10g　炒谷芽3g　陈皮3g

服用方法：将药材放入水杯中，加水适量，用沸水冲泡闷盖15分钟；或用煮茶壶煎煮8分钟，代茶饮。

3.肝胃郁热

表现：胃脘灼痛，泛酸嘈杂，口干口苦，烦热不安，急躁易怒，胸胁胀闷，舌红苔黄，脉弦或数。

治法：平逆散火，泄热和胃。

中药茶饮方：丹皮3g　栀子3g　川楝子3g　醋延胡索3g

服用方法：将药材放入水杯中，加水适量，用沸水冲泡闷盖20分钟；或用煮茶壶煎煮15分钟，代茶饮。

4.肝气犯胃

表现：胃脘胀痛，痛引两胁，胸闷嗳气，得嗳气则舒，喜叹息，多由情志不遂诱发，舌苔多薄白，脉弦。

治法：疏肝解郁，理气止痛。

中药茶饮方：柴胡3g　佛手3g　炒白芍5g

服用方法：将药材放入水杯中，加水适量，用沸水冲泡闷盖20分钟；或用煮茶壶煎煮15分钟，代茶饮。

5.湿热中阻

表现：胃脘疼痛，可有灼热感，口干口苦，口渴而不欲饮，纳呆，小便色黄，大便黏腻不爽，舌红，苔黄腻，脉滑数。

治法：清化湿热，理气和胃。

中药茶饮方：黄芩3g　芦根6g　茯苓5g

服用方法：将药材放入水杯中，加水适量，用沸水冲泡闷盖20分钟；或用煮茶壶煎煮15分钟，代茶饮。

6.瘀血停滞

表现：胃脘刺痛，痛有定处，夜间尤甚，可伴吐血、黑便，舌质紫暗或有瘀斑，脉涩。

治法：活血化瘀止痛。

中药茶饮方：醋延胡索3g　蒲黄2g（包煎）　丹参5g

服用方法：将药材放入水杯中，加水适量，用沸水冲泡闷盖20分钟；或用煮茶壶煎煮15分钟，代茶饮。

7.胃阴不足

表现：胃脘隐痛，嘈杂，饥不欲食，咽干口渴，五心烦热，大便干结，常由久病不复引起，可伴消瘦乏力，舌红少苔，脉细数。

治法：养阴益胃，和中止痛。

中药茶饮方：麦冬6g　枸杞子6g　炒白芍5g　炙甘草3g

服用方法：将药材放入水杯中，加水适量，用沸水冲泡闷盖30分钟；或用煮茶壶煎煮20分钟，代茶饮。

8.脾胃虚寒

表现：胃痛隐隐，迁延日久，缠绵不愈，喜温喜按，神疲乏力，纳呆，手足不温，大便溏稀，常因劳累或受凉后发作，舌淡苔白，脉虚弱或迟缓。

治法：温中健脾，和胃止痛。

中药茶饮方：桂枝3g　炙甘草3g　饴糖10g　大枣5枚　生姜3g　炒白芍6g

服用方法：将药材放入水杯中，加水适量，用沸水冲泡闷盖30分钟；或用煮茶壶煎煮20分钟，代茶饮。

（二）吐酸

【概述】

吐酸是指由情志不调、感受邪气或体质虚弱引起的肝气横逆，邪犯肺胃，气机失和所致的病证。吐酸又称泛酸，常与胃痛并见。吐酸有寒热之分，但以热证居多，如《素问》曰："诸呕吐酸，暴注下迫，皆属于热。"吐酸属热者，多由肝郁化热，横逆犯胃所致；吐酸因于寒者，多由脾胃虚弱，肝气乘胃所致。

吐酸常常与胃痛同时出现，也能单独出现，中药茶饮能缓解酸水上泛的症状，依据寒热之不同，施以清热、散寒之法，和胃降逆。

【辨证与茶饮】

1.热证

表现：嗳腐吞酸，胃脘胀闷或隐隐灼痛，胁肋胀满，心烦易怒，口干口苦，口渴喜冷饮，舌红，苔黄，脉弦数。

治法：清热和胃降逆。

中药茶饮方：黄连5g　吴茱萸1g　浙贝母3g

服用方法：将药材放入水杯中，加水适量，用沸水冲泡闷盖20分钟；或用煮茶壶煎煮15分钟，代茶饮。

2.寒证

表现：吐酸清稀，多涎沫，嗳气，脘腹冷痛，畏寒，喜热饮，大便稀溏，舌淡苔白，脉沉迟。

治法：温中和胃降逆。

中药茶饮方：党参3g　生姜3g　砂仁2g　陈皮2g

服用方法：将药材放入水杯中，加水适量，用沸水冲泡闷盖30分钟；或用煮茶壶煎煮20分钟，代茶饮。

（三）嘈杂

【概述】

嘈杂是多由内伤饮食，或脾胃虚弱引起的脾胃常见症状。以胃中空虚，似饥非饥，似痛非痛，不可名状为主要表现，可伴有胃痛、胃痞、吐酸等其他症状。嘈杂多为胃热、胃虚等证，但也需结合其他症状，综合辨证分析。

中药茶饮治疗嘈杂亦分虚实，实证多清热化痰，降逆和中；虚证多益气健脾，调畅气机。若见胃痛、吐酸等其他症状，也可综合他症，辨证论治。

【辨证与茶饮】

1.胃热证

表现：胃中嘈杂感，可伴恶心吞酸，胃脘灼痛，口渴喜冷饮，口干口苦，舌质红，苔黄干，脉滑数。

治法：清热和胃。

中药茶饮方：黄芩3g　焦山栀3g　竹茹2g

服用方法：将药材放入水杯中，加水适量，用沸水冲泡闷盖20分钟；或用煮茶壶煎煮15分钟，代茶饮。

2.脾虚证

表现：胃中嘈杂，似饥非饥，食少纳呆，口淡无味，倦怠乏力，便溏，舌淡红，苔薄，脉弱。

治法：益气健脾。

中药茶饮方：党参3g　炒白术5g　炙甘草3g

服用方法：将药材放入水杯中，加水适量，用沸水冲泡闷盖30分钟；或用煮茶壶煎煮20分钟，代茶饮。

3.胃阴不足

表现： 胃中嘈杂，时发时止，饥不欲食，胃脘隐痛，食少，口渴，大便干，舌红，苔少，脉细数。

治法： 养阴和胃。

中药茶饮方： 麦冬6g　生地3g　玉竹3g

服用方法： 将药材放入水杯中，加水适量，用沸水冲泡闷盖30分钟；或用煮茶壶煎煮20分钟，代茶饮。

（四）胃痞

【概述】

胃痞多由感受外邪、饮食内伤、情志不调或久病体虚引起，致使中焦气机阻滞所发的一种病证。临床以心下痞满，无疼痛，按之柔软为主要表现，可伴有恶心、泛酸、纳呆等其他症状。胃痞可分实痞和虚痞，起病之初多属实痞，实痞日久，由实转虚，而见虚实夹杂之证。胃痞若不及时治疗，日久不愈，可发为胃痛、积聚等病。

中药茶饮能缓解发作时痞满的症状，减少胃痞发作次数，防止疾病迁延不愈而生他证。中药茶饮治疗胃痞以行气除满消痞为基本原则。依据痞满之虚、实不同，分别采用扶正或祛邪之法，或攻补兼施，寒热并用。

【辨证与茶饮】

1.饮食内停

表现： 脘腹痞满，腹胀，嗳腐吞酸，食少纳差，矢气频作，大便臭秽，多由进食过多后引起或加重，舌苔厚腻，脉滑。

治法： 导滞消痞。

中药茶饮方： 山楂10g　炒谷芽3g　陈皮2g　炒莱菔子2g

服用方法： 将药材放入水杯中，加水适量，用沸水冲泡闷盖15分钟；或用煮茶壶煎煮8分钟，代茶饮。

2.痰湿中阻

表现： 胃脘痞塞，胸膈满闷，恶心呕吐，四肢困重，倦怠乏力，纳呆，大便溏稀，舌苔白厚腻，脉沉滑。

治法： 祛湿化痰，和中消痞。

中药茶饮方： 陈皮2g　茯苓6g　苍术3g　广藿香3g

服用方法： 将药材放入水杯中，加水适量，用沸水冲泡闷盖20分钟；或用煮茶壶煎煮15分钟，代茶饮。

3.湿热内蕴

表现： 胃脘痞塞，胸膈满闷，四肢困重，口干口苦，可伴身热自汗，纳呆，大便黏滞不爽，苔黄腻，脉滑数。

治法： 清热利湿除痞。

中药茶饮方： 黄芩3g　芦根6g　茯苓6g　石菖蒲3g

服用方法： 将药材放入水杯中，加水适量，用沸水冲泡闷盖20分钟；或用煮茶壶煎煮15分钟，代茶饮。

4.肝胃不和

表现： 胃脘痞满不舒，常因情绪波动而诱发或加重，善太息，心烦易怒，情志不舒，可伴胸胁胀闷，舌淡红，苔薄白，脉弦。

治法： 疏肝和胃散痞。

中药茶饮方： 川芎3g　苍术3g　香附3g　陈皮2g

服用方法： 将药材放入水杯中，加水适量，用沸水冲泡闷盖20分钟；或用煮茶壶煎煮15分钟，代茶饮。

5.寒热错杂

表现： 心下痞满不舒，纳呆呕恶，肠鸣下利，可伴泛酸，舌淡红，苔腻，脉濡或滑。

治法： 辛开苦降，寒热平调。

中药茶饮方： 黄芩3g　党参3g　炙甘草3g　大枣10枚

服用方法： 将药材放入水杯中，加水适量，用沸水冲泡闷盖20分钟；或用煮茶壶煎煮15分钟，代茶饮。

6.脾胃虚弱

表现： 脘腹满闷，时发时止，倦怠乏力，少气懒言，纳呆便溏，舌质淡，苔薄白，脉细弱。

治法： 补气健脾。

中药茶饮方： 党参3g　茯苓6g　炒白术5g　炙甘草3g

服用方法： 将药材放入水杯中，加水适量，用沸水冲泡闷盖30分钟；或用煮茶壶煎煮20分钟，代茶饮。

7.胃阴不足

表现： 脘腹痞闷，胃脘嘈杂，泛酸，饥不欲食，口燥咽干，大便干结，舌红少苔，脉细数。

治法： 养阴益胃，调中消痞。

中药茶饮方： 麦冬6g　北沙参3g　佛手3g　玉竹3g

服用方法： 将药材放入水杯中，加水适量，用沸水冲泡闷盖30分钟；或用煮茶壶煎煮20分钟，代茶饮。

（五）呕吐

【概述】

呕吐是指由外邪犯胃、饮食不节、情志不调、素体虚弱等原因导致胃失和降，胃气上逆所致的病证。临床以饮食物、痰涎、水液等胃内容物自口而出为主症，也可表现为干呕，可伴随胃脘胀闷不适，纳呆，泛酸等其他症状。实证呕吐多由外感、饮食等引起，病势急，但积极治疗后预后较好；虚证呕吐则多由脾胃虚弱所致，病程较长，易反复发作，同时可见虚实夹杂之证，若日久不愈，则较为难治。

中药茶饮治疗呕吐以和胃降逆为基本治法。邪实者重在祛邪，如消食、化痰、理气等法；正虚者重在扶正，如益气、养阴、温阳等；虚实夹杂者则应标本兼顾。

【辨证与茶饮】

1.外邪犯胃

表现： 猝然呕吐，泛恶，脘腹痞闷，多外感寒邪所致，可伴恶寒发热，头痛，四肢酸痛，舌苔白腻，脉濡。

治法： 散寒止呕。

中药茶饮方： 广藿香2g　紫苏叶2g　生姜3g　陈皮2g　姜半夏3g

服用方法： 将药材放入水杯中，加水适量，用沸水冲泡闷盖15分钟；或用煮茶壶煎煮8分钟，代茶饮。

2.饮食停滞

表现： 呕吐酸腐之物，或未消化的食物，脘腹胀满，吐后可缓解，多由进食过多引起，大便秘结或溏，气味臭秽，舌苔厚腻，脉滑实有力。

治法： 消食导滞，和胃止呕。

中药茶饮方： 山楂10g　姜半夏3g　陈皮2g　炒莱菔子2g

服用方法： 将药材放入水杯中，加水适量，用沸水冲泡闷盖15分钟；或用煮茶壶煎煮8分钟，代茶饮。

3.痰饮内阻

表现： 呕吐清水痰涎，或胃脘膨满，胸脘痞闷，纳呆，可伴头眩，肠鸣，舌苔白滑而腻，脉沉弦滑。

治法： 化痰止呕。

中药茶饮方： 姜半夏3g　生姜3g　茯苓6g

服用方法：将药材放入水杯中，加水适量，用沸水冲泡闷盖30分钟；或用煮茶壶煎煮20分钟，代茶饮。

4.肝气犯胃

表现：呕吐吞酸，或干呕，胸胁胀闷不舒，嗳气频频，善太息，每因情志不舒而发作，舌边红，苔薄腻或微黄，脉弦。

治法：疏肝和胃止呕。

中药茶饮方：紫苏叶2g　姜半夏3g　生姜3g　香附3g

服用方法：将药材放入水杯中，加水适量，用沸水冲泡闷盖15分钟；或用煮茶壶煎煮8分钟，代茶饮。

5.胃热证

表现：呕吐酸臭食物，胃中嘈杂，口干口苦，可伴泛恶吞酸，胃脘灼痛，口渴喜冷饮，舌质红，苔黄干，脉滑数。

治法：清热和胃止呕。

中药茶饮方：姜竹茹2g　法半夏3g　黄芩3g　茯苓6g

服用方法：将药材放入水杯中，加水适量，用沸水冲泡闷盖20分钟；或用煮茶壶煎煮15分钟，代茶饮。

6.脾胃气虚

表现：呕吐频频，倦怠乏力，食少纳呆，食后脘腹胀满，易便溏，舌淡红，苔薄，脉弱。

治法：益气健脾。

中药茶饮方：党参3g　茯苓6g　炒白术5g　炙甘草3g

服用方法：将药材放入水杯中，加水适量，用沸水冲泡闷盖30分钟；或用煮茶壶煎煮20分钟，代茶饮。

7.脾胃虚寒

表现：呕吐清稀，进食后即欲呕吐，胸脘痞闷，胃脘冷痛，纳呆，面色白，四肢不温，大便稀溏，舌质淡，苔薄白，脉濡弱或沉。

治法：温中止呕。

中药茶饮方：党参3g　干姜2g　炒白术3g　炙甘草3g

服用方法：将药材放入水杯中，加水适量，用沸水冲泡闷盖30分钟；或用煮茶壶煎煮20分钟，代茶饮。

8.胃阴不足

表现：呕吐反复发作，或干呕，胃中嘈杂，饥不欲食，口燥咽干，舌红少津，苔少，脉细数。

治法：养阴和胃。

中药茶饮方：麦冬6g　北沙参3g　太子参6g　炙甘草3g

服用方法：将药材放入水杯中，加水适量，用沸水冲泡闷盖30分钟；或用煮茶壶煎煮20分钟，代茶饮。

（六）反胃

【概述】

反胃是由饮食不当，情志不调或久病体虚，致使胃气损伤，胃气上逆的一种病证。反胃多见朝食暮吐，暮食朝吐，可伴呕吐、胃痞等其他症状。本病的病机主要在于中焦阳气不振，脾胃虚寒，不得腐熟水谷，致使食入即吐。

反胃的中药茶饮治疗以温中健脾，降逆和胃为基本之法。若见其他症状，也可和其他症状一起辨证治疗。

【辨证与茶饮】

1.胃虚气逆

表现：反胃，嗳气吞酸，食少纳呆，便溏，胃脘胀闷，舌淡红，苔薄，脉弱。

治法：健脾降逆。

中药茶饮方：党参3g　炒白术3g　炒谷芽2g　丁香2g

服用方法：将药材放入水杯中，加水适量，用沸水冲泡闷盖30分钟；或用煮茶壶煎煮20分钟，代茶饮。

2.脾胃虚寒

表现：反胃呕吐，呕吐物清稀，畏寒肢冷，胃脘冷痛，喜热饮，便溏，舌淡，苔薄白，脉虚无力。

治法：温中健脾，降逆和胃。

中药茶饮方：干姜2g　党参3g　砂仁2g　红枣10枚

服用方法：将药材放入水杯中，加水适量，用沸水冲泡闷盖30分钟；或用煮茶壶煎煮20分钟，代茶饮。

（七）呃逆

【概述】

呃逆指由外邪犯胃、饮食不当、情志不调、身体亏虚等因素，引起胃失和降，胃气上逆，动膈冲喉而表现为喉间呃呃不断，不能自主的病证，常伴有胸膈痞闷、胃脘不适等表现。偶发或单纯性呃逆，一般可以自止，无需太多治疗。若久病或体虚之人呃逆不断，迁延不愈，则为胃气衰败的表现，应予以重视。

呃逆的治疗以理气和胃，降逆止呕为基本原则，依据寒热虚实之不同，予以散寒、清热、补虚、祛邪等不同之法。若重病中见呃逆之证，应大补元气，急救胃气，以固其本。

【辨证与茶饮】

1.胃中寒冷

表现：呃声沉而有力，得热则舒，常由外感寒凉之邪诱发或加重，食少纳差，喜热饮，舌淡苔薄而润，脉迟缓。

治法：散寒止呃降逆。

中药茶饮方：丁香3g　柿蒂4g　高良姜5g　大枣5枚

服用方法：将药材放入水杯中，加水适量，用沸水冲泡闷盖20分钟；或用煮茶壶煎煮15分钟，代茶饮。

2.胃火上逆

表现：呃逆有力，伴口苦口臭，喜冷饮，大便干结，小便短赤，舌红苔黄或燥，脉滑数。

治法：清胃泻火，降逆止呃。

中药茶饮方：淡竹叶3g　柿蒂4g　黄芩3g　麦冬4g

服用方法：将药材放入水杯中，加水适量，用沸水冲泡闷盖20分钟；或用煮茶壶煎煮15分钟，代茶饮。

3.肝胃不和

表现：常因情志不舒而诱发呃逆，善太息，情绪易焦虑、急躁或易怒，胸膈胀满，纳呆，苔薄，脉弦。

治法：疏肝和胃，降逆止呃。

中药茶饮方：丁香3g　川楝子3g　玫瑰花3g　香附2g

服用方法：将药材放入水杯中，加水适量，用沸水冲泡闷盖20分钟；或用煮茶壶煎煮15分钟，代茶饮。

4.气逆痰阻

表现：呃逆声重浊，可伴咳痰，或喉中有痰，胸胁满闷，纳呆食少，苔腻，脉濡。

治法：理气降逆。

中药茶饮方：陈皮4g　旋覆花3g　茯苓3g　姜半夏3g

服用方法：将药材放入水杯中，加水适量，用沸水冲泡闷盖20分钟；或用煮茶壶煎煮15分钟，代茶饮。

5.脾胃阳虚

表现：呃逆无力，泛吐清水，气短乏力，手足不温，食少，大便溏稀，舌质淡，苔薄白，脉沉细。

治法：温中降逆。

中药茶饮方：干姜4g　党参3g　炒白术4g　炙甘草2g　丁香2g

服用方法：将药材放入水杯中，加水适量，用沸水冲泡闷盖30分钟；或用煮茶壶煎煮20分钟，代茶饮。

6.胃阴不足

表现：呃声短促，口干欲饮，饥不欲食，或食后腹胀，大便干结，舌红苔少，脉细数。

治法：养阴和胃降逆。

中药茶饮方：麦冬5g　石斛3g　生地4g　柿蒂3g　玉竹2g

服用方法：将药材放入水杯中，加水适量，用沸水冲泡闷盖20分钟；或用煮茶壶煎煮15分钟，代茶饮。

（八）腹痛

【概述】

腹痛是由外感时邪、饮食所伤、情志失调、跌仆损伤或劳倦内伤等原因，致使脉络痹阻或经脉失养而导致疼痛的一种病证。疼痛部位主要在胃脘以下、耻骨毛际以上，可伴便秘、腹泻等症状。本病发病初期多为实证，病久多为虚证或虚实夹杂证，临床可分为寒邪内阻、湿热壅滞、饮食积滞、肝郁气滞、气滞血瘀和中焦虚寒证。

中药茶饮能够在腹痛发作时缓解疼痛症状；对于素体虚弱，以虚为主者，中药茶饮在日常能起到补虚扶正之效，减少腹痛发生。治疗原则应以"通"为法，但非单指通下之法，如《临证指南医案》所言："夫痛则不通，通字须究气血阴阳，便是看诊要旨意。"

【辨证与茶饮】

1.寒邪内阻

表现：猝然腹痛，痛势较急，得温痛减，形寒肢冷，腹肌紧张挛急，小便清长，大便溏稀或秘结，舌质淡，苔白腻，脉沉紧。

治法：散寒止痛。

中药茶饮方：高良姜5g　香附6g　紫苏叶3g

服用方法：将药材放入水杯中，加水适量，用沸水冲泡闷盖20分钟；或用煮茶壶煎煮15分钟，代茶饮。

2.湿热壅滞

表现：腹痛，多由饮食不节或进食不洁食物引起，大便秘结或黏滞不爽，小便短黄，舌质红，苔黄燥或黄腻，脉滑数。

治法：清热利湿。

中药茶饮方：大黄3g　厚朴5g　枳实3g　黄芩3g

服用方法：将药材放入水杯中，加水适量，用沸水冲泡闷盖20分钟；或用煮茶壶煎煮15分钟，代茶饮。

3.饮食积滞

表现：脘腹胀满，嗳腐吞酸，甚则恶心呕吐，常由饮食过饱引起，腹痛欲泻，泻后痛减，或大便秘结，舌苔厚腻，脉滑。

治法：消食止痛。

中药茶饮方：山楂6g　焦六曲3g　陈皮3g　枳实3g　炒白术3g

服用方法：将药材放入水杯中，加水适量，用沸水冲泡闷盖20分钟；或用煮茶壶煎煮15分钟，代茶饮。

4.肝郁气滞

表现：腹部胀痛，痛引少腹，或痛引两胁，痛无定处，时作时止，善太息，平素情绪忧虑或易恼怒，舌质红，苔薄白，脉弦。

治法：疏肝解郁，理气止痛。

中药茶饮方：醋延胡索5g　陈皮3g　木香3g　炒白芍5g　炙甘草3g

服用方法：将药材放入水杯中，加水适量，用沸水冲泡闷盖20分钟；或用煮茶壶煎煮15分钟，代茶饮。

5.气滞血瘀

表现：腹痛如针刺，痛处固定，夜间尤甚，常由腹痛日久，或跌仆损伤、腹部手术等致瘀血内停而发疼痛，舌质紫暗，脉细涩。

治法：理气活血，化瘀止痛。

中药茶饮方：醋延胡索5g　赤芍3g　川芎6g　小茴香3g

服用方法：将药材放入水杯中，加水适量，用沸水冲泡闷盖20分钟；或用煮茶壶煎煮15分钟，代茶饮。

6.中焦虚寒

表现：腹痛缠绵，日久迁延，喜温喜按，畏寒，神疲乏力，面色萎黄，纳呆不欲食，大便溏薄，舌质淡，苔白，脉弱或沉缓。

治法：温中散寒止痛。

中药茶饮方：桂枝2g　炒白芍4g　炙甘草3g　生姜3g　大枣4枚　饴糖10g

服用方法：将药材放入水杯中，加水适量，用沸水冲泡闷盖30分钟；或用煮茶壶煎煮20分钟，代茶饮。

（九）泄泻

【概述】

泄泻指由感受寒湿暑热之邪、饮食不节、情志不调、劳倦内伤或病后体虚引起的脾失健运，水湿不化之证。临床常表现为大便稀溏或呈水样，大便次数较往常增多，同时可伴有腹胀腹痛、肠鸣、纳呆等症。根据病程长短，泄泻可分为暴泻和久泻。暴泻多为实证，常由饮食不洁，暴饮暴食，或感受外邪引起；久泻以虚证为主，病程缠绵，常见于体虚、久病之人。

暴泻一般在短期内即可痊愈，若失治误治则易转为久泻。中药茶饮治疗泄泻能够缩短病程，防止暴泻久治不愈而由实转虚。针对久泻能够起到扶正祛邪之功，防止久泻迁延不愈，变生他证。

【辨证与茶饮】

1.寒湿泄泻

表现：泄泻，粪质稀薄，甚则如水样，肠鸣，可伴恶寒，肢体酸痛，常由感受寒凉或贪食冷饮所致，舌苔白或白腻，脉濡缓。

治法：散寒祛湿止泻。

中药茶饮方：广藿香6g　生姜5g　陈皮3g　紫苏叶3g　炒白术5g

服用方法：将药材放入水杯中，加水适量，用沸水冲泡闷盖20分钟；或用煮茶壶煎煮15分钟，代茶饮。

2.湿热泄泻

表现：泄泻急迫，排便黏滞不爽，多臭秽，可伴腹痛，肛门灼热，小便短黄，舌质红，苔黄腻，脉滑数或濡数。

治法：清热利湿止泻。

中药茶饮方：葛根10g　黄芩6g　黄连3g　茯苓3g

服用方法：将药材放入水杯中，加水适量，用沸水冲泡闷盖20分钟；或用煮茶壶煎煮15分钟，代茶饮。

3.伤食泄泻

表现：腹胀腹痛，泻后痛减，排便臭秽，嗳腐酸臭，纳呆，多由饮食过饱引起，舌苔垢腻或厚腻，脉滑。

治法：消食导滞。

中药茶饮方：山楂6g　焦六曲3g　陈皮3g　莱菔子3g　茯苓3g

服用方法：将药材放入水杯中，加水适量，用沸水冲泡闷盖20分钟；或用煮茶壶煎煮15分钟，代茶饮。

4.肝郁乘脾

表现：每因情绪紧张、恼怒或急躁而发泄泻，泄泻前多有腹痛，泻后痛减，平时情志不调，或抑郁，或急躁，善太息，嗳气食少，舌淡红，脉弦。

治法：抑肝扶脾。

中药茶饮方：炒白芍4g　陈皮3g　炒白术3g　防风3g

服用方法：将药材放入水杯中，加水适量，用沸水冲泡闷盖30分钟；或用煮茶壶煎煮20分钟，代茶饮。

5.脾胃虚弱

表现：大便时溏时泻，迁延日久，稍进辛辣油腻之食，则大便溏稀，食少纳呆，倦怠乏力，舌质淡，苔白，脉细弱。

治法：健脾止泻。

中药茶饮方：党参5g　炒白术4g　炙甘草3g　山药3g

服用方法：将药材放入水杯中，加水适量，用沸水冲泡闷盖30分钟；或用煮茶壶煎煮20分钟，代茶饮。

6.气虚下陷

表现：大便溏稀日久，小腹坠胀感，倦怠乏力，纳呆，可伴脏器下垂，舌淡，苔薄，脉弱。

治法：补中益气，升清止泻。

中药茶饮方：党参6g　炒白术3g　炙升麻3g　炙黄芪5g　大枣5枚

服用方法：将药材放入水杯中，加水适量，用沸水冲泡闷盖30分钟；或用煮茶壶煎煮20分钟，代茶饮。

7.肾阳虚衰

表现：五更泄泻，晨起腹部作痛，泻后痛减，完谷不化，畏寒，形寒肢冷，腰膝酸软，舌淡苔白，脉沉细。

治法：温肾止泻。

中药茶饮方：补骨脂3g　肉豆蔻3g　干姜3g　党参3g　大枣5枚

服用方法：将药材放入水杯中，加水适量，用沸水冲泡闷盖30分钟；或用煮茶壶煎煮20分钟，代茶饮。

（十）便秘

【概述】

便秘是由外感邪气，内伤饮食，情志不舒，或病后体虚所致的大肠传导失职的一种病证。每周排便次数少于3次，或粪质干结，排出艰难，或排便不畅都可归为便秘。便秘可分为虚、实两方面，由情志、饮食、外感邪气所致的热秘、冷秘、气秘皆属实证，由气血阴阳亏虚所致者属虚证。虚实两证往往相互夹杂或相互转化。

中药茶饮治疗便秘能够促进排便，依据患者的临床表现选择合适的茶饮，具有较高的针对性。中药茶饮治疗便秘应根据患者之虚实，分别而治。实证应以祛邪为主，根据冷秘、热秘、气秘之不同，分别采取温通、泻热、理气之法；虚证应以滋补为主，以滋阴养血、益气温阳、润肠通便等为基本治法。

【辨证与茶饮】

1.热秘

表现： 大便干结，口干口臭，或有身热，小便短赤，可伴腹痛腹胀，舌质红，苔黄燥，脉滑数。

治法： 泻热导滞，润肠通便。

中药茶饮方： 芦荟2g 厚朴5g 枳实3g 麻子仁6g 蜂蜜10g

服用方法： 将药材放入水杯中，加水适量，用沸水冲泡闷盖20分钟；或用煮茶壶煎煮15分钟，代茶饮。

2.冷秘

表现： 排便艰难，腹部拘挛，手足不温，可伴呃逆呕吐，苔白腻，脉弦紧。

治法： 温里散寒通便。

中药茶饮方： 大黄3g 肉苁蓉5g 当归3g 党参3g

服用方法： 将药材放入水杯中，加水适量，用沸水冲泡闷盖30分钟；或用煮茶壶煎煮20分钟，代茶饮。

3.气秘

表现： 排便困难，欲便不得出，或便后不爽，大便干结或正常，肠鸣矢气，舌苔薄腻，脉弦。

治法： 顺气导滞，降逆通便。

中药茶饮方： 乌药3g 木香3g 枳实3g 槟榔3g

服用方法： 将药材放入水杯中，加水适量，用沸水冲泡闷盖30分钟；或用煮茶壶煎煮20分钟，代茶饮。

4.气虚秘

表现： 排便困难，便后乏力，大便干或不干，平素易神疲乏力，少气懒言，常见于体虚之人，舌淡苔白，脉弱。

治法： 补脾益肺，润肠通便。

中药茶饮方： 黄芪6g 麻子仁6g 党参3g 陈皮3g 蜂蜜10g

服用方法：将药材放入水杯中，加水适量，用沸水冲泡闷盖30分钟；或用煮茶壶煎煮20分钟，代茶饮。

5.**血虚秘**

表现：大便干结，面色无华，口唇色淡，可伴头晕，心悸，气短，舌淡苔少，脉细。

治法：养血滋阴，润肠通便。

中药茶饮方：当归5g　麻子仁6g　生白芍4g　蜂蜜10g

服用方法：将药材放入水杯中，加水适量，用沸水冲泡闷盖30分钟；或用煮茶壶煎煮20分钟，代茶饮。

6.**阴虚秘**

表现：大便干燥，排便困难，可伴形体消瘦，心烦寐差，盗汗，耳鸣，腰膝酸软，常见于老年人群，舌红少苔，脉细数。

治法：滋阴增液，润肠通便。

中药茶饮方：麦冬6g　生地4g　天花粉4g　玄参3g　蜂蜜10g

服用方法：将药材放入水杯中，加水适量，用沸水冲泡闷盖30分钟；或用煮茶壶煎煮20分钟，代茶饮。

7.**阳虚秘**

表现：排便困难，大便干结或不干结，小便清长，面色白，畏寒，形寒肢冷，舌淡苔白，脉沉迟。

治法：补肾温阳，润肠通便。

中药茶饮方：肉苁蓉6g　当归3g　肉桂1g　枳壳2g　蜂蜜10g

服用方法：将药材放入水杯中，加水适量，用沸水冲泡闷盖30分钟；或用煮茶壶煎煮20分钟，代茶饮。

8.**平和体质**

表现：排便困难，或排便周期长，别无所苦，纳可，寐安，舌淡红，苔薄白，脉缓。

中药茶饮方：麻子仁5g　黄芪4g　肉苁蓉3g　枳实3g　蜂蜜10g

服用方法：将药材放入水杯中，加水适量，用沸水冲泡闷盖30分钟；或用煮茶壶煎煮20分钟，代茶饮。

五、肝胆系病证

（一）胁痛

【概述】

胁痛多由情志不舒、饮食内伤、外伤跌仆或久病体虚等因素导致肝络失和，不通则痛；或肝络失养，不荣则痛。临床以一侧或两侧胁肋部疼痛为主要表现，常伴有胸胁胀闷、腹胀、嗳气、情志失调、口苦等其他表现。胁痛起初多实证，多由气滞、血瘀、湿热所致。实证日久，可由实致虚，致使肝阴不足，肝络失养，亦可形成虚实夹杂之证。

中药茶饮能缓解疼痛发作时的不适感及减轻其他不适症状。对于虚证，中药茶饮能扶助正气，防止胁痛日久不愈，以生积聚、鼓胀等证。中药茶饮治疗胁痛以疏肝和络止痛为基本原则。实证多疏肝理气，清热利湿，活血通络；虚证多以养血柔肝为主。

【辨证与茶饮】

1.肝郁气滞

表现：胁肋胀痛满闷，疼痛走窜不固定，善太息，多因情志不舒而加重，可伴咽部不适，纳差，舌苔薄白，脉弦。

治法：疏肝解郁。

中药茶饮方：柴胡3g　炒白芍5g　青皮2g　醋延胡索3g　生甘草2g

服用方法：将药材放入水杯中，加水适量，用沸水冲泡闷盖20分钟；或用煮茶壶煎煮15分钟，代茶饮。

2.肝郁化火

表现：胸胁疼痛，可伴烧灼感，脾气急躁易怒，心烦，口苦口干，舌红苔薄黄，脉弦数。

治法：清热疏肝。

中药茶饮方：柴胡3g　炒白芍3g　焦山栀3g　薄荷2g　醋延胡索3g

服用方法：将药材放入水杯中，加水适量，用沸水冲泡闷盖20分钟；或用煮茶壶煎煮15分钟，代茶饮。

3.肝胆湿热

表现：胁肋胀痛或灼痛，口苦，胸闷脘痞，食少纳差，小便色黄，大便干结或黏滞不爽，舌红苔黄腻，脉弦滑数。

治法：清热利湿。

中药茶饮方：焦山栀3g　黄芩3g　泽泻3g　车前子2g（包煎）　醋延胡索3g

服用方法：将药材放入水杯中，加水适量，用沸水冲泡闷盖20分钟；或用煮茶壶煎煮15分钟，代茶饮。

4.瘀血阻络

表现：胁肋刺痛，痛处固定，夜间疼痛加重，胁肋下或有癥块，舌质紫暗，脉沉涩。

治法：祛瘀通络。

中药茶饮方：红花3g 旋覆花3g（包煎） 川芎2g 醋延胡索3g

服用方法：将药材放入水杯中，加水适量，用沸水冲泡闷盖20分钟；或用煮茶壶煎煮15分钟，代茶饮。

5.肝阴不足

表现：胁肋部隐痛，迁延日久，常因过度劳累而诱发或加重，口干咽燥，心烦失眠，舌红少苔，脉细数。

治法：滋补肝阴。

中药茶饮方：枸杞子5g 麦冬5g 当归3g 川楝子2g

服用方法：将药材放入水杯中，加水适量，用沸水冲泡闷盖30分钟；或用煮茶壶煎煮20分钟，代茶饮。

6.胆石阻滞胆道

表现：有明确胆石症病史，右胁肋部或上腹部疼痛不适，疼痛可向背部或肩部放射，可伴恶心，腹胀，纳差等。

治法：清热排石。

中药茶饮方：金钱草30g 海金沙15g（包煎） 生鸡内金10g 生大黄5g

服用方法：将药材放入水杯中，加水适量，用沸水冲泡闷盖20分钟；或用煮茶壶煎煮15分钟，代茶饮。

（二）萎黄

【概述】

萎黄指由劳伤或思虑过度，导致脾土虚弱，水谷精微不化，气血不生，以致肌肤萎黄，无光泽的一种病证。临床可伴倦怠乏力，少寐，纳差，便溏等其他症状。此外，失血过多或久病也可见到气血亏耗，肌肤不荣的萎黄表现。萎黄多属虚证，一般病程较长，但积极治疗，往往预后较好。

中药茶饮治疗萎黄能发挥很好的补益作用，扶正固本，改善体质虚弱的状态。中药茶饮治疗以调补脾胃，益气补血作为萎黄的基本治法。

【辨证与茶饮】

1.脾胃虚弱

表现：面色萎黄，倦怠乏力，不耐劳累，食少纳差，食后腹胀，便溏，舌淡红，苔薄，脉弱。

治法：益气健脾。

中药茶饮方：生晒参2g 炒白术4g 茯苓3g 炙甘草3g 大枣5枚

服用方法：将药材放入水杯中，加水适量，用沸水冲泡闷盖30分钟；或用煮茶壶煎煮20分钟，代茶饮。

2.气血亏虚

表现：面色萎黄或㿠白，倦怠乏力，心悸头晕，少寐，眼睑、口唇色白，舌淡苔薄，脉细弱。

治法：益气补血。

中药茶饮方：黄芪5g　党参5g　当归3g　炙甘草3g　龙眼肉3g

服用方法：将药材放入水杯中，加水适量，用沸水冲泡闷盖30分钟；或用煮茶壶煎煮20分钟，频频饮用。

（三）瘿病

【概述】

瘿病指由情志内伤、饮食失调、水土失宜或体质因素导致气滞、痰凝、血瘀壅结颈前致颈前喉结两旁结块肿大的病证。临床见颈前部喉结旁结块肿大，大小不一，多柔软、光滑。本病常见于情志不舒的女性。本病起初多属气机郁滞，津凝痰聚，致使痰气交阻。日久则引起血脉瘀阻，而致气、血、痰壅结颈前。本病多属实证，久病也可见虚实夹杂之证。

中药茶饮能够延缓瘿病的进程，减缓结块的生长速度，对于情志不舒，但还未出现明显瘿病表现的女性也能起到"未病先防"的治未病作用。中药茶饮治疗本病主要在于理气化痰，消瘿散结，活血软坚。后期若见本虚证候，则宜益气、养阴等。

【辨证与茶饮】

1.气郁痰阻

表现：颈前喉结两旁结块肿大，质软不痛，善太息，平素情志抑郁不舒，胸胁胀闷，苔薄白，脉弦。

治法：行气解郁化痰。

中药茶饮方：浙贝3g　青皮2g　郁金2g　柴胡2g

服用方法：将药材放入水杯中，加水适量，用沸水冲泡闷盖20分钟；或用煮茶壶煎煮15分钟，代茶饮。

2.痰结血瘀

表现：颈前喉结两旁结块肿大，按之较硬，胸闷，纳差，舌质暗或紫，苔薄白或白腻，脉弦或涩。

治法：化痰祛瘀。

中药茶饮方：浙贝3g　陈皮2g　赤芍2g　川芎2g　白芥子2g

服用方法：将药材放入水杯中，加水适量，用沸水冲泡闷盖20分钟；或用煮茶壶煎煮15分钟，代茶饮。

3.肝火旺盛

表现：颈前喉结两旁结块肿大，性情急躁易怒，心烦失眠，面红目赤，口苦，舌质红，苔薄黄，脉弦数。

治法：清泻肝火。

中药茶饮方：焦栀子2g　夏枯草2g　赤芍2g　浙贝2g　黄芩2g

服用方法：将药材放入水杯中，加水适量，用沸水冲泡闷盖20分钟；或用煮茶壶煎煮15分钟，代茶饮。

4.心肝阴虚

表现：颈前喉结两旁结块或大或小，病起较缓，心悸，五心烦热，盗汗，眼干，舌质红，苔少或无苔，舌体颤动，脉弦细数。

治法：养心补肝。

中药茶饮方：麦冬4g　生地2g　当归2g　玄参2g

服用方法：将药材放入水杯中，加水适量，用沸水冲泡闷盖30分钟；或用煮茶壶煎煮20分钟，代茶饮。

六、肾系病证

（一）水肿

【概述】

水肿是由风邪侵袭、外感水湿、疮毒内犯、饮食不节或久病体虚引起水液泛溢肌肤，滞留头面、四肢，甚至全身的病证。本病与肺、脾、肾、三焦关系密切，肺为标，肾为本，脾为制水之脏。肺失通调，脾失转输，肾失开阖，三焦气化不利皆可致使水肿的发生。水肿有阳水与阴水之分，二者可相互转化。阳水多由感受外邪所致，起病急，病程短，多见实证。阴水多由内伤所致，起病缓，病程长，多见虚证或虚实夹杂。

阳水一般预后较好，阴水多迁延难愈。中药茶饮能缩短阳水病程，缓解水肿症状。对于阴水，中药茶饮能扶正固本，防止阴水日久不愈而致脏腑衰败，变生癃闭、关格等证。中药茶饮治疗水肿以"开鬼门、洁净府、去菀陈莝"为基本治法，阳水以祛邪为主，阴水以扶正为要。依据邪之虚实、病之轻重，分别采取不同的攻补之法。

【辨证与茶饮】

1.风水泛滥

（1）偏于风寒

表现：起病突然，常由感受风寒之邪所诱发，浮肿起于眼睑头面，继而波及四肢全身，伴恶寒，无汗，四肢酸痛，咳喘等症，舌淡红，苔薄白，脉浮紧。

治法：祛风散寒，宣肺行水。

中药茶饮方：茯苓5g　生麻黄2g　生姜2g　泽泻3g　桂枝3g

服用方法：将药材放入水杯中，加水适量，用沸水冲泡闷盖15分钟；或用煮茶壶煎煮8分钟，顿服。

（2）偏于风热

表现：起病突然，常由感受风热之邪所诱发，眼睑头面浮肿，继而四肢全身皆肿，伴发热，咽痛，汗出等症，舌红，苔薄黄，脉浮数。

治法：疏风清热，宣肺行水。

中药茶饮方：生麻黄2g　生石膏9g　浮萍2g　茯苓3g　生甘草2g

服用方法：将药材放入水杯中，加水适量，用沸水冲泡闷盖15分钟；或用煮茶壶煎煮8分钟，顿服。

（3）偏于表阳虚

表现：起病突然，眼睑头面先见浮肿，继而四肢全身皆肿，伴畏寒，恶风，自汗，小便不利等症，平素体虚易感，舌淡，苔薄白，脉浮弱。

治法：温阳利水。

中药茶饮方：防己3g　黄芪5g　炒白术2g　茯苓2g　生姜2g

服用方法：将药材放入水杯中，加水适量，用沸水冲泡闷盖15分钟；或用煮茶壶煎煮8分钟，顿服。

2.湿毒浸淫

表现：常由外感湿邪所致，眼睑浮肿，继而波及全身，皮肤光亮，病情进展迅速，伴发热，汗出，小便短赤，大便黏滞，舌质红，苔薄黄，脉浮数或滑数。

治法：宣肺解毒，利湿消肿。

中药茶饮方：生麻黄2g　连翘4g　赤小豆3g　金银花3g　杭白菊2g

服用方法：将药材放入水杯中，加水适量，用沸水冲泡闷盖20分钟；或用煮茶壶煎煮15分钟，频频饮用。

3.水湿浸渍

表现：全身水肿，下肢明显，按之没指，病程一般较长，伴四肢困重，胸脘痞闷，食少纳呆，小便短少，大便溏稀，苔白腻，脉沉缓。

治法：化湿利水。

中药茶饮方：（1）茯苓皮3g　生姜片3g　炒白术3g　玉米须2g　泽泻2g

服用方法：将药材放入水杯中，加水适量，用沸水冲泡闷盖20分钟；或用煮茶壶煎煮15分钟，频频饮用。

（2）玉米须60g

服用方法：将玉米须放入水杯中，加水适量，用沸水冲泡闷盖20分钟；或用煮茶壶煎煮10分钟，频频饮用。

4.湿热壅盛

表现：全身浮肿，身热，四肢困重，胸脘痞闷，小便短赤，大便干结或黏滞，舌红，苔黄腻，脉濡数。

治法：清热利湿。

中药茶饮方：茯苓3g　赤小豆2g　车前子3g（包煎）　通草2g

服用方法：将药材放入水杯中，加水适量，用沸水冲泡闷盖20分钟；或用煮茶壶煎煮15分钟，频频饮用。

5.湿热伤阴

表现：全身浮肿，心烦口渴，咽干，虚烦少寐，纳呆，小便短赤，大便干结，舌红，少苔，脉细数。

治法：清热利湿，养阴生津。

中药茶饮方：猪苓3g　泽泻3g　茯苓3g　阿胶3g（烊化）

服用方法：将除阿胶外的药材放入水杯中，加水适量，用沸水冲泡闷盖20分钟；或用煮茶壶煎煮15分钟。而后将阿胶放入茶饮中溶化搅拌，频频饮用。

6.脾阳虚衰

表现：病程较长，凹陷性水肿，腰以下为甚，神疲乏力，少气懒言，纳呆，食后腹胀，便溏，舌质淡，苔白腻或白滑，脉沉缓或沉弱。

治法：健脾温阳利水。

中药茶饮方：茯苓3g　泽泻3g　桂枝3g　干姜3g　炒白术3g

服用方法：将药材放入水杯中，加水适量，用沸水冲泡闷盖20分钟；或用煮茶壶煎煮15分钟，频频饮用。

7.肾阳虚弱

表现：水肿日久，下肢浮肿为甚，按之凹陷，畏寒，四肢寒凉，面色白，腰酸冷痛，小便清长，可伴咳喘气逆，舌质淡胖，苔白，脉沉细或沉迟无力。

治法：温肾助阳，行气利水。

中药茶饮方：泽泻3g　茯苓3g　炒白术3g　肉桂2g　生姜3g　五加皮3g

服用方法：将药材放入水杯中，加水适量，用沸水冲泡闷盖20分钟；或用煮茶壶煎煮15分钟，频频饮用。

8.瘀阻水停

表现：水肿迁延日久，四肢或全身浮肿，下半身肿为甚，可伴皮肤甲错或瘀斑，或四肢麻木，舌紫暗，苔白，脉沉细涩。

治法：活血化瘀利水。

中药茶饮方：红花2g　泽兰5g　川芎2g　益母草6g

服用方法：将药材放入水杯中，加水适量，用沸水冲泡闷盖20分钟；或用煮茶壶煎煮15分钟，频频饮用。

（二）淋证

【概述】

淋证指由外感湿热、饮食不节、情志不调、久病劳伤所致的以小便频数，淋沥刺痛，甚则小腹拘急疼痛为主要症状的病证。本病的主要病机为湿热蕴结下焦，肾与膀胱气化不利，以肾虚为本，以膀胱湿热为标。本病临床有六淋之分，分别为热淋、血淋、石淋、膏淋、气淋、劳淋，六淋之间亦可相互转化。

淋证属实者，一般病程较短，预后较好；久淋不愈者，可致水肿、癃闭等证。初期淋证属实者，中药茶饮多以清热利湿通淋为主要治法；久病致虚者，多培补脾肾，治病求本。若见虚实夹杂之证，则应标本兼顾，扶正与祛邪并施。

【辨证与茶饮】

1.热淋

表现：小便短赤伴灼热刺痛，口苦，小腹胀痛，大便干结，舌红，苔黄腻，脉滑数。

治法：清热利湿通淋。

中药茶饮方：（1）萆薢10g　瞿麦10g　车前子5g（包煎）

　　　　　　　（2）蒲公英60g

服用方法：将药材放入煮茶壶中，加水适量，煎煮15分钟，频频饮用。

2.石淋

表现：尿中夹砂石或带血丝，尿道疼痛，少腹拘急痉挛，可伴腰腹部剧烈绞痛，舌红，苔薄黄，脉弦或带数。

治法：清热利湿，排石通淋。

中药茶饮方：（1）金钱草30g　海金沙10g（包煎）　通草3g

　　　　　　　（2）金钱草60g

服用方法：将药材放入煮茶壶中，加水适量，煎煮10分钟，频频饮用。

3.血淋

（1）热迫血络

表现：小便灼热刺痛，尿赤或有血丝，心烦，口干，舌尖红，苔黄，脉数。

治法：清热通淋，凉血止血。

中药茶饮方：①小蓟5g　白茅根12g　焦栀子5g

　　　　　　　②白茅根30g

服用方法：将药材放入煮茶壶中，加水适量，煎煮15分钟，频频饮用。

（2）阴虚火旺

表现：尿痛不显，尿中夹血丝，心烦少寐，潮热盗汗，腰膝酸软，舌红，少苔，脉细数。

治法：清热通淋，补虚止血。

中药茶饮方：生地5g　车前草5g　小蓟5g

服用方法：将药材放入水杯中，加水适量，用沸水冲泡闷盖20分钟；或用煮茶壶煎煮15分钟，频频饮用。

（3）气不统血

表现：排尿无力，尿中血丝淡红，神疲乏力，纳呆，舌淡红，苔薄白，脉弱。

治法：补气摄血。

中药茶饮方：①黄芪9g　党参3g　炒白术5g　仙鹤草10g

　　　　　　　②仙鹤草40g

服用方法：将药材放入煮茶壶中，加水适量，煎煮20分钟，频频饮用。

4.气淋

（1）实证

表现：小便涩滞不畅，淋漓不尽，常由情志抑郁或恼怒后引起，胸胁胀满，少腹疼痛，舌淡红，苔薄白，脉弦。

治法：理气通淋。

中药茶饮方：①沉香3g　青皮3g　乌药3g　冬葵子5g

　　　　　　　②冬葵子10g

服用方法：将药材放入煮茶壶中，加水适量，煎煮15分钟，频频饮用。

（2）虚证

表现：排尿无力，小便涩滞不畅，尿有余沥，小腹坠胀，倦怠乏力，舌淡，苔薄白，脉虚无力。

治法：益气固摄。

中药茶饮方：黄芪9g 党参3g 炒白术3g 柴胡2g

服用方法：将药材放入水杯中，加水适量，用沸水冲泡闷盖30分钟；或用煮茶壶煎煮20分钟，频频饮用。

5.膏淋

（1）湿热下注

表现：小便浑浊，如米泔水样，尿道灼热疼痛，阴囊潮湿，口干，舌质红，苔黄腻，脉濡数。

治法：清热利湿通淋。

中药茶饮方：萆薢9g 车前子3g 黄柏3g 茯苓3g

服用方法：将药材放入水杯中，加水适量，用沸水冲泡闷盖20分钟；或用煮茶壶煎煮15分钟，频频饮用。

（2）脾虚不摄

表现：小便浑浊，乳白色，倦怠乏力，小腹重坠，舌淡，苔薄白，脉虚无力。

治法：益气补虚化浊。

中药茶饮方：黄芪9g 党参3g 炒白术3g 山药3g

服用方法：将药材放入水杯中，加水适量，用沸水冲泡闷盖30分钟；或用煮茶壶煎煮20分钟，频频饮用。

（3）肾阴不足

表现：小便浑浊，腰膝酸软，潮热盗汗，口干咽燥，舌红，苔少，脉细数。

治法：滋阴化浊。

中药茶饮方：熟地5g 山茱萸3g 山药3g 枸杞子6g 金樱子5g

服用方法：将药材放入水杯中，加水适量，用沸水冲泡闷盖30分钟；或用煮茶壶煎煮20分钟，频频饮用。

（4）肾阳亏虚

表现：小便浑浊，阴部寒冷，形寒肢冷，腰膝冷痛，舌淡胖，苔薄白，脉沉弱。

治法：温肾固摄。

中药茶饮方：熟地3g 山茱萸3g 山药3g 菟丝子5g 巴戟天5g

服用方法：将药材放入水杯中，加水适量，用沸水冲泡闷盖30分钟；或用煮茶壶煎煮20分钟，频频饮用。

6.劳淋

（1）脾虚气陷

表现：病程较长，尿痛不甚，排尿淋沥不尽，遇劳加重，少气懒言，神疲乏力，小腹坠胀，舌淡，苔薄白，脉虚弱无力。

治法： 补中益气。

中药茶饮方： 黄芪9g　党参3g　炒白术3g　山药3g

服用方法： 将药材放入水杯中，加水适量，用沸水冲泡闷盖30分钟；或用煮茶壶煎煮20分钟，频频饮用。

（2）肾阴不足

表现： 小便赤涩，淋沥不已，遇劳即发，心烦少寐，五心烦热，腰膝酸软，舌红，少苔，脉细数。

治法： 滋阴清热。

中药茶饮方： 熟地5g　山茱萸3g　山药3g　知母3g　黄柏3g

服用方法： 将药材放入水杯中，加水适量，用沸水冲泡闷盖30分钟；或用煮茶壶煎煮20分钟，频频饮用。

（3）肾阳亏虚

表现： 小便淋沥不尽，点滴而出，遇劳即发，畏寒肢冷，神疲倦怠，舌淡，苔薄白，脉沉弱。

治法： 温补肾阳。

中药茶饮方： 熟地3g　山茱萸3g　茯苓3g　肉桂3g　巴戟天5g

服用方法： 将药材放入水杯中，加水适量，用沸水冲泡闷盖30分钟；或用煮茶壶煎煮20分钟，频频饮用。

（三）尿浊

【概述】

尿浊是指由过食肥甘厚味、内生湿热，或病后余邪未清，湿热蕴结下焦，致使湿热下注，而见小便浑浊，色白或如米泔水样的病证，但本病排尿时无尿道疼痛感。本病多与脾、肾二脏有关，脾肾亏虚，复感实邪，从而诱发本病。

由于本病以脾肾亏虚为本，故易迁延不愈，致使病情缠绵。中药茶饮能健脾补肾，扶正祛邪，缩短病程，减少疾病的加重与复发。在治法上，若有湿热之邪，则应清利湿热；若见本虚之证，则应培本补虚，标本兼治。

【辨证与茶饮】

1.湿热下注

表现： 小便浑浊，色白或黄，或夹血丝，尿道灼热感，尿痛，可伴口苦口干，舌质红，苔黄腻，脉濡数。

治法： 清热利湿，分清泄浊。

中药茶饮方：萆薢9g　车前子3g（包煎）　黄柏3g　茯苓3g

服用方法：将药材放入水杯中，加水适量，用沸水冲泡闷盖20分钟；或用煮茶壶煎煮15分钟，频频饮用。

2.脾虚气陷

表现：尿浊日久，状如白浆，劳累过度后易诱发，神倦乏力，小腹坠胀感，食少纳呆，便溏，舌淡苔白，脉虚弱。

治法：补中益气，升清固摄。

中药茶饮方：黄芪9g　党参3g　炒白术3g　山药3g　益智仁3g

服用方法：将药材放入水杯中，加水适量，用沸水冲泡闷盖30分钟；或用煮茶壶煎煮20分钟，频频饮用。

3.肾阴不足

表现：尿浊日久不愈，消瘦乏力，五心烦热，口干，耳鸣，腰膝酸软，舌质红，脉细数。

中药茶饮方：熟地5g　山茱萸3g　山药3g　金樱子3g　芡实3g

治法：滋阴益肾。

服用方法：将药材放入水杯中，加水适量，用沸水冲泡闷盖30分钟；或用煮茶壶煎煮20分钟，频频饮用。

4.肾阳亏虚

表现：尿浊迁延日久，小便无力，倦怠乏力，畏寒肢冷，面色白，腰膝冷痛，舌淡胖，脉沉弱。

治法：温肾固摄。

中药茶饮方：熟地3g　山茱萸3g　茯苓3g　肉桂3g　巴戟天5g

服用方法：将药材放入水杯中，加水适量，用沸水冲泡闷盖30分钟；或用煮茶壶煎煮20分钟，频频饮用。

（四）阳痿

【概述】

阳痿是指成年男子性交时阴茎痿软不举，或举而不坚，或坚而不久，无法进行正常性生活的病证。本病多由劳逸失度、劳欲过度、情志不调、饮食不节等因素引起，与五脏六腑皆有关联。本病可由精血不足，或邪气郁滞所致，有虚实之分，并非皆由肾阳虚损所致。

本病大多预后较好。若为气血亏虚者，应注意日常调养，避免劳欲或思虑过度；若为肝郁、湿热等实邪引起者，祛除实邪后，痊愈较为容易。此外，还应注重调畅情志，精神紧张、情志抑郁皆可诱发本病。

中药茶饮治疗阳痿以虚实为纲，实证以治肝为主，以疏泄、清利、活血等为基本治法；虚证以治心、脾、肾为主，依据气血虚衰的不同，分别施以健脾、温肾、滋阴等不同之法。总之，切勿见阳痿即认为肾阳亏虚，从而滥用温补之法。

【辨证与茶饮】

1.肝气郁结

表现：情志抑郁或紧张，临房不举，或起而不坚，胸胁胀痛，善太息，食少便溏，舌质淡，苔薄白，脉弦或弦细。

治法：疏肝解郁。

中药茶饮方：柴胡5g　炒白芍3g　川芎3g　陈皮2g　炙甘草2g

服用方法：将药材放入水杯中，加水适量，用沸水冲泡闷盖20分钟；或用煮茶壶煎煮15分钟，频频饮用。

2.肝经湿热

表现：阳痿不举，阴囊瘙痒或潮湿，口苦口黏，四肢困重，小便黄赤伴灼痛感，大便干结或黏滞不爽，舌质红，苔腻黄，脉滑数。

治法：清热利湿。

中药茶饮方：焦山栀5g　柴胡3g　泽泻3g　车前子3g（包煎）

服用方法：将药材放入水杯中，加水适量，用沸水冲泡闷盖20分钟；或用煮茶壶煎煮15分钟，频频饮用。

3.心脾两虚

表现：阳痿不举，过度劳累后加重，神疲乏力，心悸，少寐，面色少华，纳呆，便溏，舌淡边有齿痕，苔薄白，脉细弱。

治法：健脾养心。

中药茶饮方：党参5g　制远志3g　当归3g　肉苁蓉3g　炙甘草2g

服用方法：将药材放入水杯中，加水适量，用沸水冲泡闷盖30分钟；或用煮茶壶煎煮20分钟，频频饮用。

4.命门火衰

表现：阳痿不举，或举而不坚，性欲减退，神疲乏力，畏寒肢冷，腰膝冷痛，小便清长，夜尿频多，五更泄泻，舌淡胖，苔薄白，脉沉迟或细。

治法：温肾助阳。

中药茶饮方：蛇床子3g　菟丝子3g　制远志3g　肉苁蓉6g　五味子3g

服用方法：将药材放入水杯中，加水适量，用沸水冲泡闷盖30分钟；或用煮茶壶煎煮20分钟，频频饮用。

5.恐惧伤肾

表现：临房不举，平素胆怯易惊，心悸不安，失眠梦多，舌质淡，苔白，脉弦细。

治法：补虚镇惊，安神定志。

中药茶饮方：柴胡5g　当归3g　党参3g　淫羊藿3g　制远志3g

服用方法：将药材放入水杯中，加水适量，用沸水冲泡闷盖30分钟；或用煮茶壶煎煮20分钟，频频饮用。

（五）遗精

【概述】

遗精是指男子不因性生活而精液自行频繁泄出为主要特点的病证，一般每周梦遗超过两次或清醒时不因性生活而排泄精液者可视为遗精。遗精者多有恣情纵欲、情志不调、饮食不节等病史，常伴有情绪不稳、体倦乏力、腰膝酸软、失眠多梦、记忆力减退等症。本病多由肾气不固或热扰精室所致，与肾、心、肝、脾皆有密切关联。遗精可分虚实两端，实证多由湿、火所发，虚证多由脏腑亏虚所致。

本病初起若积极治疗，预后较好。若拖延日久，治疗不当，可变为早泄、阳痿等其他疾病。中药茶饮能减少遗精发生次数，缓解其他不适症状。中药茶饮在治疗时，针对实者，多以清泄为主；虚者，多以补益为重。依据虚实之不同，辨证施治，不可一见遗精，便用固涩之法。

【辨证与茶饮】

1.君相火旺

表现：遗精，性欲亢进，易举易泄，心烦少寐，潮热颧红，腰膝酸软，小便黄赤，大便干结，舌红，苔薄黄，脉细数。

治法：滋阴降火。

中药茶饮方：生地5g　黄连3g　制远志3g　知母3g

服用方法：将药材放入水杯中，加水适量，用沸水冲泡闷盖20分钟；或用煮茶壶煎煮15分钟，频频饮用。

2.阴虚火旺

表现：遗精，五心烦热，咽干口燥，潮热盗汗，腰膝酸软，小便黄赤，大便干结，舌红，少苔，脉细数。

治法：养阴清热。

中药茶饮方：知母4g　黄柏3g　牡丹皮3g　生地3g　山茱萸3g

服用方法：将药材放入水杯中，加水适量，用沸水冲泡闷盖20分钟；或用煮茶壶煎煮15分钟，频频饮用。

3.湿热下注

表现： 遗精，小便黄赤伴灼热感或灼痛感，口苦口黏，舌质红，苔黄腻，脉濡数或滑数。

治法： 清热利湿。

中药茶饮方： 草薢5g　车前子3g（包煎）　莲子3g　苍术3g　黄柏3g

服用方法： 将药材放入水杯中，加水适量，用沸水冲泡闷盖20分钟；或用煮茶壶煎煮15分钟，频频饮用。

4.心脾两虚

表现： 遗精时作，遇劳加重，伴倦怠乏力，心悸失眠，食少纳呆，大便溏薄，舌质淡，苔薄白，脉细弱。

治法： 健脾养心。

中药茶饮方： 党参5g　当归3g　炒白术3g　莲子3g　山药3g

服用方法： 将药材放入水杯中，加水适量，用沸水冲泡闷盖30分钟；或用煮茶壶煎煮20分钟，频频饮用。

5.肾气不固

表现： 遗精，多为无梦而遗，伴腰膝酸软，小便清长，夜尿频多，舌质淡胖而嫩，苔白滑，脉沉细。

治法： 益肾固摄。

中药茶饮方： 芡实5g　莲须3g　沙苑子3g　山药3g　金樱子3g

服用方法： 将药材放入水杯中，加水适量，用沸水冲泡闷盖30分钟；或用煮茶壶煎煮20分钟，频频饮用。

6.肾阳亏虚

表现： 遗精日久，阳痿早泄，阴部寒冷感，形寒肢冷，腰膝冷痛，小便清长，便溏，舌淡胖，苔薄白，脉沉弱。

治法： 补肾助阳固摄。

中药茶饮方： 锁阳5g　莲须3g　沙苑子3g　山药3g　金樱子3g

服用方法： 将药材放入水杯中，加水适量，用沸水冲泡闷盖30分钟；或用煮茶壶煎煮20分钟，频频饮用。

7.肾阴不足

表现： 遗精，五心烦热，形瘦，潮热盗汗，头晕耳鸣，腰膝酸软，舌红少苔，脉细数。

治法： 滋补肾阴。

中药茶饮方：熟地4g　沙苑子3g　山药3g　金樱子3g　山茱萸3g

服用方法：将药材放入水杯中，加水适量，用沸水冲泡闷盖30分钟；或用煮茶壶煎煮20分钟，频频饮用。

（六）早泄

【概述】

早泄指性交时射精过早，甚至未交即泄，不能进行正常性交的一种病证。本病多由情志不畅、湿热内蕴、纵欲过度、劳倦体虚所致，以精关封藏失职为基本病机。现代社会，由于人们工作压力大、过食肥甘厚味等因素，早泄多以虚实夹杂为主，可见肝气郁结、肝经湿热等实证，亦可见到脾肾亏虚等证。

中药茶饮治疗早泄应辨别虚实。实证以疏肝解郁、清热利湿为主；虚证多用温肾益气、补益心脾之法，同时佐以固涩之品，以提高疗效。除中药茶饮外，早泄患者还应调畅情志，注重心理治疗，避免情绪过度紧张。

【辨证与茶饮】

1.肝气郁结

表现：早泄，情志紧张或抑郁，善太息，胸胁胀闷不适，纳呆，舌淡红，苔薄，脉弦。

治法：疏肝解郁。

中药茶饮方：柴胡5g　炒白芍3g　川芎2g　香附3g

服用方法：将药材放入水杯中，加水适量，用沸水冲泡闷盖20分钟；或用煮茶壶煎煮15分钟，频频饮用。

2.肝经湿热

表现：早泄易举，阴囊潮湿，伴口苦口干，胸胁闷痛，小便短赤，舌红，苔黄腻，脉弦滑而数。

治法：清热利湿。

中药茶饮方：柴胡6g　焦山栀6g　黄芩5g　车前子3g（包煎）黄柏3g

服用方法：将药材放入水杯中，加水适量，用沸水冲泡闷盖20分钟；或用煮茶壶煎煮15分钟，频频饮用。

3.阴虚火旺

表现：早泄易举，性欲亢进，腰膝酸软，五心烦热，潮热盗汗，舌红少苔，脉细数。

治法：滋阴清热。

中药茶饮方：熟地6g　山药5g　山茱萸3g　莲须5g　黄柏3g

服用方法：将药材放入水杯中，加水适量，用沸水冲泡闷盖20分钟；或用煮茶壶煎煮15分钟，频频饮用。

4.心脾两虚

表现：早泄，劳累后加重，心悸失眠，神疲倦怠，食少纳呆，便溏，舌淡，脉细弱。

治法：健脾养心。

中药茶饮方：党参5g　制远志3g　黄芪5g　当归3g　炙甘草3g

服用方法：将药材放入水杯中，加水适量，用沸水冲泡闷盖30分钟；或用煮茶壶煎煮20分钟，频频饮用。

5.肾虚不固

表现：早泄遗精，腰膝酸软，小便无力，夜尿多，舌淡苔白，脉沉弱。

治法：补肾固摄。

中药茶饮方：沙苑子6g　山药5g　金樱子5g　莲须5g

服用方法：将药材放入水杯中，加水适量，用沸水冲泡闷盖30分钟；或用煮茶壶煎煮20分钟，频频饮用。

6.肾阳不足

表现：早泄遗精，性欲减退，形寒肢冷，腰酸冷痛，小便清长，舌淡胖，苔白，脉沉弱。

治法：补肾助阳。

中药茶饮方：熟地6g　山药5g　山茱萸3g　锁阳5g　莲须5g

服用方法：将药材放入水杯中，加水适量，用沸水冲泡闷盖30分钟；或用煮茶壶煎煮20分钟，频频饮用。

（七）耳鸣、耳聋

【概述】

耳鸣与耳聋临床上往往同时或先后出现，是许多疾病常常伴随的症状，也是一个独立的疾病。耳鸣与耳聋病因病机具有相似性，大多由外邪上扰，火热上攻，或实邪闭阻清窍，或脏腑虚衰，清窍失养所致。起病急、病程短者以实证多见；若日久不愈、病程较长者以虚证多见，二者可以相互夹杂。

耳鸣、耳聋属实者若积极治疗，往往预后较好。若迁延不愈属虚者，往往不易痊愈。中药茶饮能延缓本病发生发展的过程，减轻症状。中药茶饮治疗实证耳鸣、耳聋多从肝入手，以清热、平肝、化痰等为主要治法；虚证多从脾、肾入手，施以益气升提、补肾填精等法。

【辨证与茶饮】

1.风邪阻窍

表现： 突发耳鸣，听力下降，多由外感风邪所致，可见恶风、流涕、头痛、自汗等症，舌淡红，苔薄白，脉浮。

治法： 祛风通窍。

中药茶饮方： 荆芥5g　防风5g　羌活3g　淡豆豉3g

服用方法： 将药材放入水杯中，加水适量，用沸水冲泡闷盖15分钟；或用煮茶壶煎煮8分钟，顿服。

2.风热外袭

表现： 耳鸣突然，听力下降，可伴耳胀闷感，发热，微恶风寒，头胀痛，鼻塞，流浊涕，舌红，苔薄黄，脉浮数。

治法： 疏风清热。

中药茶饮方： 杭白菊5g　桑叶4g　桔梗3g　薄荷3g

服用方法： 将药材放入水杯中，加水适量，用沸水冲泡闷盖15分钟；或用煮茶壶煎煮8分钟，顿服。

3.邪郁少阳

表现： 耳鸣，听力下降，可因情绪波动而加重或缓解，胸胁胀闷不适，善太息，可伴头痛、眩晕、纳呆，舌淡红，苔薄，脉弦。

治法： 和解少阳。

中药茶饮方： 柴胡9g　黄芩6g　党参5g　生甘草5g

服用方法： 将药材放入水杯中，加水适量，用沸水冲泡闷盖20分钟；或用煮茶壶煎煮15分钟，频频饮用。

4.肝火上炎

表现： 耳鸣隆隆如潮水，听力下降，常因情绪急躁或恼怒后加重，心烦失眠，面红目赤，口苦，咽干，小便短赤，大便干结，舌红，苔黄，脉弦数。

治法： 清肝泻火。

中药茶饮方： 柴胡6g　焦山栀6g　黄芩5g　泽泻4g

服用方法： 将药材放入水杯中，加水适量，用沸水冲泡闷盖20分钟；或用煮茶壶煎煮15分钟，频频饮用。

5.痰火郁结

表现： 耳鸣耳聋，耳中胀闷不适，伴头痛头胀，胸脘痞闷，口干口苦，或见咳痰色黄量多，大便干结，舌红，苔黄腻，脉滑数。

治法： 清热化痰。

中药茶饮方：黄芩5g　竹茹4g　石菖蒲3g　姜半夏3g

服用方法：将药材放入水杯中，加水适量，用沸水冲泡闷盖20分钟；或用煮茶壶煎煮15分钟，频频饮用。

6.清气不升

表现：耳鸣耳聋日久，声响隐隐，每因劳累或思虑过度后加重，倦怠乏力，少气懒言，面色无华，纳呆，便溏，舌淡，苔薄白，脉细弱。

治法：益气升清。

中药茶饮方：黄芪10g　党参5g　柴胡5g　葛根10g　黄柏2g

服用方法：将药材放入煮茶壶中，加水适量煎煮20分钟，频频饮用。

7.肝肾不足

表现：耳鸣如蝉声，听力下降，夜间或安静时明显，常见于老年人群，可伴头晕，失眠，盗汗，腰膝酸软，夜尿频多，舌红，少苔，脉细数。

治法：滋补肝肾。

中药茶饮方：熟地6g　山药5g　山茱萸3g　牡丹皮3g　柴胡2g

服用方法：将药材放入水杯中，加水适量，用沸水冲泡闷盖30分钟；或用煮茶壶煎煮20分钟，频频饮用。

七、气血津液病证

（一）郁证

【概述】

广义的"郁"包括实邪、情志所致之郁，狭义的"郁"仅指情志不畅，本篇所述之"郁"主要为狭义之郁。郁证临床常见心情抑郁或易急躁，善太息，胁肋胀闷不适，或咽中如有异物等表现。郁证是由七情内伤等因素，致使气机郁滞，进而内生实邪，损伤脏腑的病证。郁证主要病位在肝，初起多见肝气不舒，以气滞为主，后涉及脾、心等脏腑，而致血瘀、痰浊内停。患病日久，可由实致虚，或见虚实夹杂之证，而见心脾两虚、心肾阴虚、阴虚火旺、心神失养等。

郁证预后一般较好，中药茶饮治疗郁证能够调畅情志，缓解压抑、急躁等不良情绪。调畅气机，移情易性是中药茶饮治疗郁证的基本原则。同时，在药物治疗的基础上，应重视精神和心理治疗，寻找并解除病因，以提高疗效。

【辨证与茶饮】

1.肝气郁结

表现：情绪压抑，善太息，倦怠，胸胁胀闷不适，纳差食少，女性可见月经不调，舌淡红，苔薄白，脉弦。

治法：疏肝解郁。

中药茶饮方：柴胡5g　白芍5g　薄荷3g　川芎3g　陈皮2g

服用方法：将药材放入水杯中，加水适量，用沸水冲泡闷盖20分钟；或用煮茶壶煎煮15分钟，代茶饮。

2.肝郁化火

表现：情绪急躁易怒，胸胁胀闷或隐痛，口苦，可伴头晕，目赤，心烦，寐差，大便干燥，舌红，苔薄黄，脉弦数。

治法：清泻肝火。

中药茶饮方：栀子5g　薄荷3g　柴胡3g　白芍5g

服用方法：将药材放入水杯中，加水适量，用沸水冲泡闷盖20分钟；或用煮茶壶煎煮15分钟，代茶饮。

3.痰气交阻

表现：情绪抑郁，胸胁胀满，咽中如有异物，吐之不出，吞之不下，可伴咳痰，舌淡红，苔白腻，脉弦滑。

治法：理气化痰。

中药茶饮方：茯苓5g　姜半夏5g　紫苏叶3g　厚朴5g

服用方法：将药材放入水杯中，加水适量，用沸水冲泡闷盖20分钟；或用煮茶壶煎煮15分钟，代茶饮。

4.心神失养

表现：精神恍惚，坐立不安，易惊恐或易悲伤欲哭，喜怒无常，寐差，舌淡，脉弦。

治法：养心安神。

中药茶饮方：炙甘草3g　淮小麦20g　大枣6枚

服用方法：将药材放入水杯中，加水适量，用沸水冲泡闷盖30分钟；或用煮茶壶煎煮20分钟，代茶饮。

5.心脾两虚

表现：精神倦怠，神疲乏力，少气懒言，心悸失眠，健忘，面色无华，纳呆食少，寐差，舌质淡，苔薄，脉细弱。

治法：养心健脾。

中药茶饮方：党参3g　当归5g　龙眼肉6g　黄芪6g　大枣6枚

服用方法：将药材放入水杯中，加水适量，用沸水冲泡闷盖30分钟；或用煮茶壶煎煮20分钟，代茶饮。

6.心肾阴虚

表现：情绪急躁，五心烦热，寐差梦多，盗汗，口干，可伴耳鸣，腰膝酸软，舌红，少苔，脉细数。

治法：养心益肾。

中药茶饮方：麦冬6g　山茱萸5g　酸枣仁6g　枸杞子10g　百合6g

服用方法：将药材放入水杯中，加水适量，用沸水冲泡闷盖30分钟；或用煮茶壶煎煮20分钟，代茶饮。

（二）血证

【概述】

血证是一种血液不循常道溢出，以出血为主要表现的病证，常见的血证有鼻衄、齿衄、咳血、吐血、便血、尿血等。本病发病不外乎外感、内伤两大类。或外感风热燥邪，损伤血络；或过食辛热之品，热灼血络；或情志过极，气血逆乱；或久病体虚，统血无权。总体而言，血证可分虚、实两类。实证主要由气火亢盛，血热妄行所致，一般病势急，病程时间短，血质浓稠；虚证主要由气虚不能摄血或阴虚火旺灼伤血络所致，一般病势较缓，病程长，血色淡红。此外，内有瘀血，血不循经，也可是出血反复不愈的原因。

中药茶饮治疗血证有独特之法，尤其对于长期反复出血的患者有明显优势，能够防止疾病反复发作。中药茶饮治疗血证多从治火、治气、治血入手，采用"实者泻之，虚者补之"的基本原则，结合损伤脏腑之不同，以及病情轻重以选择合适茶饮。

出血属实证者，服用中药茶饮后，若血止，即停用茶饮，不可久服，避免苦寒之药损伤人体正气。出血属虚证，病程时间较长，日久不愈者，可在血止后，缓慢停服茶饮，扶助正气，以防复发。

【辨证与茶饮】

1.鼻衄

（1）邪热犯肺

表现：鼻衄，口鼻干燥，咽干，可伴身热，头痛，干咳，无痰或少痰，舌质红，苔薄，脉数。

治法：清热泻肺，凉血止血。

中药茶饮方：桑叶3g　杭白菊3g　薄荷3g　白茅根5g

服用方法：将药材放入水杯中，加水适量，用沸水冲泡闷盖15分钟；或用煮茶壶煎煮10分钟，代茶饮。

（2）胃热炽盛

表现： 鼻衄，或伴齿衄，血色鲜红，口干，口渴欲饮，鼻干咽燥，便秘，舌红，苔黄，脉数。

治法： 清胃泻热，凉血止血。

中药茶饮方： 黄芩5g　麦冬6g　藕节5g　栀子5g

服用方法： 将药材放入水杯中，加水适量，用沸水冲泡闷盖15分钟；或用煮茶壶煎煮10分钟，代茶饮。

（3）肝火上炎

表现： 鼻衄，口苦，烦躁易怒，胸胁胀闷不适，可伴头晕耳鸣，面目红赤，舌红，苔黄，脉弦数。

治法： 清泻肝火，凉血止血。

中药茶饮方： 黄芩5g　藕节5g　栀子5g　生地5g　白茅根3g

服用方法： 将药材放入水杯中，加水适量，用沸水冲泡闷盖15分钟；或用煮茶壶煎煮10分钟，代茶饮。

（4）阴虚火旺

表现： 鼻衄日久，缠绵不愈，血色鲜红或淡红，可伴口渴，颧红，五心烦热，盗汗，舌红少苔，脉细数。

治法： 滋阴清热，凉血止血。

中药茶饮方： 麦冬10g　茜草根3g　生地5g　侧柏叶5g　藕节5g

服用方法： 将药材放入水杯中，加水适量，用沸水冲泡闷盖20分钟；或用煮茶壶煎煮15分钟，代茶饮。

2.齿衄

（1）胃火炽盛

表现： 齿龈出血，血色鲜红，病势急，伴齿龈红肿疼痛，口干口臭，便秘，舌红，苔黄，脉洪数。

治法： 清胃泻热，凉血止血。

中药茶饮方： 黄芩5g　藕节5g　栀子5g　白茅根5g

服用方法： 将药材放入水杯中，加水适量，用沸水冲泡闷盖15分钟；或用煮茶壶煎煮10分钟，代茶饮。便秘者加大黄5g。

（2）阴虚火旺

表现： 齿龈出血，血色淡红，病程缠绵，常因劳累诱发，伴齿摇不坚，舌红，苔少，脉细数。

治法： 滋阴凉血止血。

中药茶饮方：麦冬10g　茜草根3g　生地5g　藕节5g　女贞子6g

服用方法：将药材放入水杯中，加水适量，用沸水冲泡闷盖20分钟；或用煮茶壶煎煮15分钟，代茶饮。

3.咳血

（1）燥热伤肺

表现：咳嗽，无痰或少痰，痰中夹血丝，多为外感秋季温燥所致，伴口鼻干燥，身微热，舌质红，苔薄黄少津，脉数。

治法：清热润肺，凉血止血。

中药茶饮方：桑叶4g　北沙参5g　麦冬5g　白茅根3g　川贝粉1g（冲服）

服用方法：将除川贝粉外的药材放入水杯中，加水适量，用沸水冲泡闷盖20分钟；或用煮茶壶煎煮15分钟，后将川贝粉调入茶中，代茶饮。

（2）肝火犯肺

表现：咳嗽阵发性发作，痰中带血，常因情绪急躁或恼怒诱发，伴胸胁胀痛，烦躁易怒，口苦，舌质红，苔薄黄，脉弦数。

治法：清肝泻肺，凉血止血。

中药茶饮方：桑白皮5g　黄芩5g　藕节5g　地骨皮3g

服用方法：将药材放入水杯中，加水适量，用沸水冲泡闷盖20分钟；或用煮茶壶煎煮15分钟，代茶饮。

（3）阴虚肺热

表现：咳嗽痰少，痰中带血，病程时间较长，伴口干咽燥，颧红，潮热盗汗，舌红少苔，脉细数。

治法：清热养阴，凉血止血。

中药茶饮方：百合5g　生地5g　麦冬5g　藕节5g　川贝粉1g（冲服）

服用方法：将除川贝粉外的药材放入水杯中，加水适量，用沸水冲泡闷盖20分钟；或用煮茶壶煎煮15分钟，后将川贝粉调入茶中，代茶饮。

4.吐血

（1）胃热壅盛

表现：吐血色红或紫暗，伴脘腹胀闷、嘈杂，胃脘灼热疼痛，口干口臭，便秘，大便色黑，舌质红，苔黄腻，脉滑数。

治法：清胃泻火，凉血止血。

中药茶饮方：黄芩5g　栀子5g　大黄4g　侧柏叶5g

服用方法：将药材放入水杯中，加水适量，用沸水冲泡闷盖20分钟；或用煮茶壶煎煮15分钟，代茶饮。

（2）肝火犯肺

表现： 吐血色红或紫暗，常由情绪激动或恼怒诱发，伴口苦胁痛，心烦易怒，寐差梦多，舌质红，脉弦数。

治法： 清肝泻肺，凉血止血。

中药茶饮方： 黄芩5g　栀子5g　牡丹皮5g　生地3g　藕节5g

服用方法： 将药材放入水杯中，加水适量，用沸水冲泡闷盖20分钟；或用煮茶壶煎煮15分钟，代茶饮。

（3）气不统血

表现： 吐血缠绵不愈，血色淡红，质地清稀，伴神疲乏力，气短，面色苍白，舌质淡，脉细弱。

治法： 益气摄血。

中药茶饮方： 黄芪10g　党参5g　炒白术5g　仙鹤草5g　白及粉3g（冲服）

服用方法： 将除白及粉外的药材放入水杯中，加水适量，用沸水冲泡闷盖30分钟；或用煮茶壶煎煮20分钟，后将白及粉调入茶中，代茶饮。

（4）脾胃虚寒

表现： 吐血日久，时发时止，常由感受寒凉或食生冷之品诱发，胃脘冷痛，喜温喜按，畏寒，四肢寒凉，纳差，大便溏稀，舌淡，苔薄白，脉沉。

治法： 温中止血。

中药茶饮方： 艾叶5g　侧柏叶5g　炮姜3g　炒白术5g

服用方法： 将药材放入水杯中，加水适量，用沸水冲泡闷盖30分钟；或用煮茶壶煎煮20分钟，代茶饮。

5.便血

（1）肠道湿热

表现： 便血，血色红黏稠，病势急迫，伴大便黏滞不畅或溏稀，脘腹灼热疼痛，口苦，舌质红，苔黄腻，脉濡数。

治法： 清热利湿。

中药茶饮方： 地榆5g　槐角5g　黄连2g　茯苓4g　茜草根4g

服用方法： 将药材放入水杯中，加水适量，用沸水冲泡闷盖15分钟；或用煮茶壶煎煮10分钟，代茶饮。

（2）脾胃虚寒

表现： 便血色紫暗，病程缠绵，脘腹冷痛，喜温喜按，面色不华，神疲乏力，畏寒，便溏，舌淡，脉细。

治法： 温中健脾。

中药茶饮方：党参5g　炒白术5g　艾叶5g　炮姜3g　白及粉3g（冲服）

服用方法：将除白及粉外的药材放入水杯中，加水适量，用沸水冲泡闷盖15分钟；或用煮茶壶煎煮10分钟，后将白及粉调入茶中，代茶饮。

6.尿血

（1）下焦湿热

表现：小便短赤，尿道灼热感，尿血鲜红，伴心烦口渴，口舌生疮，寐差，舌质红，脉数。

治法：清利湿热，凉血止血。

中药茶饮方：栀子5g　藕节5g　淡竹叶3g　生地5g　小蓟3g

服用方法：将药材放入水杯中，加水适量，用沸水冲泡闷盖20分钟；或用煮茶壶煎煮15分钟，代茶饮。

（2）肾虚火旺

表现：小便短赤夹血丝，伴头晕耳鸣，颧红，盗汗，腰膝酸软，舌红，苔少，脉细数。

治法：滋阴降火。

中药茶饮方：生地5g　墨旱莲3g　牡丹皮3g　知母5g　小蓟3g

服用方法：将药材放入水杯中，加水适量，用沸水冲泡闷盖20分钟；或用煮茶壶煎煮15分钟，代茶饮。

（3）脾不统血

表现：便血日久，色淡量多，伴倦怠乏力，面色少华，纳差便溏，舌淡，脉细弱。

治法：益气健脾摄血。

中药茶饮方：黄芪10g　党参5g　炒白术5g　仙鹤草6g

服用方法：将药材放入水杯中，加水适量，用沸水冲泡闷盖30分钟；或用煮茶壶煎煮20分钟，代茶饮。

（三）痰饮

【概述】

痰饮是指体内水液输布、运化失常，停聚于某些部位的一种病证。广义的痰饮包括痰饮、悬饮、溢饮、支饮，是诸饮的总称；狭义的痰饮仅指饮停胃肠之证。悬饮指饮流胁下；溢饮指饮溢于皮肤；支饮指饮撑胸肺。痰饮的发生与肺、脾、肾、三焦功能失常有关，多发生于中阳素虚之人，多由外感寒湿，或内伤饮食致使肺失通调、脾失运化、肾失蒸化，以致阳虚阴盛，输化失调，津液停聚，而发痰饮。故痰饮者，以水饮为标，以阳虚为本，属本虚标实。

痰饮往往病程日久，若正虚邪亦虚者，则易治；若见正衰邪盛者，则难治。中药茶饮治疗痰饮能有效缓解痰饮的症状，培本补虚，扶正固本，减少饮邪发病次数。中药茶饮治疗痰饮遵"病痰饮者，当以温药和之"的原则，以温化为主，健脾温肾，以绝生痰之源。再依据痰饮停聚的部位，兼以发汗、利水、攻逐等不同之法，以达标本同治之效。

【辨证与茶饮】

1.痰饮

脾阳虚弱

表现：胃脘痞闷，胃中有水声，脘腹喜温，泛吐清水，口渴不欲饮水，可伴头晕目眩，心悸气短，食少，便溏，舌苔白滑，脉弦细而滑。

治法：温脾化饮。

中药茶饮方：茯苓5g　姜半夏3g　桂枝5g　炙甘草3g　炒白术5g

服用方法：将药材放入水杯中，加水适量，用沸水冲泡闷盖20分钟；或用煮茶壶煎煮15分钟，代茶饮。

2.悬饮

（1）邪犯胸胁

表现：胸痛气急，常由外感寒湿或湿热之邪诱发，伴寒热往来，身热，汗少，或发热不恶寒，有汗而热不解，咳嗽，痰少，舌苔薄白或黄，脉弦数。

治法：和解少阳，理气化饮。

中药茶饮方：柴胡5g　黄芩5g　姜半夏3g　枳壳3g

服用方法：将药材放入水杯中，加水适量，用沸水冲泡闷盖20分钟；或用煮茶壶煎煮15分钟，代茶饮。

（2）饮停胸胁

表现：胸胁疼痛，咳唾引痛，伴咳逆气喘，喘促不得平卧，病侧肋间胀满，甚则胸廓隆起，舌苔白，脉沉弦或弦滑。

治法：泻肺祛饮。

中药茶饮方：葶苈子10g　桑白皮5g　茯苓5g　白芥子3g　大枣5枚

服用方法：将药材放入水杯中，加水适量，用沸水冲泡闷盖20分钟；或用煮茶壶煎煮15分钟，代茶饮。

（3）络气不和

表现：胸胁疼痛，可伴灼热感或刺痛感，胸闷不舒，或伴咳嗽，经久不愈，阴雨天加重，舌质暗，脉弦。

治法：理气通络。

中药茶饮方：旋覆花3g　青皮3g　茯苓5g　香附3g

服用方法：将药材放入水杯中，加水适量，用沸水冲泡闷盖20分钟；或用煮茶壶煎煮15分钟，代茶饮。

（4）阴虚内热

表现：胸胁闷痛，咯吐黏痰，可伴干咳，无痰或少痰，口干咽燥，颧红，潮热盗汗，心烦，手足心热，形体消瘦，舌质偏红，少苔，脉细数。

治法：清热养阴。

中药茶饮方：北沙参5g　麦冬5g　桑白皮3g　天花粉3g

服用方法：将药材放入水杯中，加水适量，用沸水冲泡闷盖30分钟；或用煮茶壶煎煮20分钟，代茶饮。

3.溢饮

外寒内饮

表现：身体沉重疼痛，甚则四肢浮肿，多感受风寒之邪诱发，伴恶寒无汗，咳喘，痰多泡沫状，口不渴，舌苔白，脉弦紧。

治法：发表化饮。

中药茶饮方：桂枝5g　姜半夏3g　麻黄2g　干姜3g　白芍3g

服用方法：将药材放入水杯中，加水适量，用沸水冲泡闷盖20分钟；或用煮茶壶煎煮15分钟，代茶饮。

4.支饮

（1）寒饮伏肺

表现：咳逆气喘不得平卧，咳痰色白量多，秋冬季加重，伴恶寒，无汗，严重者可见面浮肢肿，腰背冷痛，舌苔白滑或白腻，脉弦紧。

治法：宣肺化饮。

中药茶饮方：桂枝5g　姜半夏3g　麻黄2g　干姜3g　白芍3g

服用方法：将药材放入水杯中，加水适量，用沸水冲泡闷盖20分钟；或用煮茶壶煎煮15分钟，代茶饮。

（2）饮邪壅肺

表现：咳痰量多，胸闷气喘，心下痞硬，甚则短气，外无表证，舌淡红，苔白滑，脉沉或滑。

治法：泻肺化饮。

中药茶饮方：葶苈子10g　茯苓5g　白芥子3g　大枣5枚

服用方法：将药材放入水杯中，加水适量，用沸水冲泡闷盖20分钟；或用煮茶壶煎煮15分钟，代茶饮。

（3）正虚饮热

表现： 咳喘日久，咳痰色黄黏稠，胸闷，烦渴，口干咽燥，盗汗，进行性消瘦，舌红少津，脉细滑数。

治法： 养阴清热化饮。

中药茶饮方： 木防己3g　桂枝3g　茯苓5g　太子参5g　桑白皮3g

服用方法： 将药材放入水杯中，加水适量，用沸水冲泡闷盖20分钟；或用煮茶壶煎煮15分钟，代茶饮。

（4）脾肾阳虚

表现： 气逆喘促，动则加重，心悸气短，胸闷，咳痰量多，伴怯寒肢冷，神疲乏力，小便不利，下肢浮肿，舌胖大，苔白润或腻，脉沉细而滑。

治法： 温脾补肾化饮。

中药茶饮方： 茯苓5g　桂枝5g　炙甘草3g　炒白术5g　泽泻4g

服用方法： 将药材放入水杯中，加水适量，用沸水冲泡闷盖30分钟；或用煮茶壶煎煮20分钟，代茶饮。

（四）消渴病

【概述】

消渴病是以多饮、多尿、多食、消瘦为主要表现的病证，相当于西医学的糖尿病。消渴病的发生与先天禀赋、饮食失节、劳欲过度等因素有关，以阴虚为本，燥热为标，与肺、胃、肾等脏腑有密切关联。消渴病日久，燥热伤气，可致气阴两伤；亦可阴损及阳，导致阴阳两虚；病久入络，亦可致血行不畅，血脉瘀滞，内生癥瘕。消渴病累及脏腑广泛，若未及时治疗，极易累及血管、视网膜等器官组织，并发中风、失明、白内障、坏疽等症。

中药茶饮能够延缓消渴病的进程，改善不适症状，防治心脑血管等严重的并发症，提高消渴病患者的生活质量。中药茶饮治疗消渴病以清热润燥、养阴生津为基本原则，依据上消、中消、下消之不同，分别施以润肺、清胃、滋肾等不同之法。此外，本病后期易阴损及阳及血脉瘀滞，故可适时选用温补肾阳、活血化瘀等治法。

【辨证与茶饮】

1.肺热津伤

表现： 口渴多饮，口舌干燥，尿频量多，烦热多汗，舌边尖红，苔薄黄，脉洪数。

治法：养阴清肺生津。

中药茶饮方：知母10g　生地10g　麦冬12g　天花粉5g　葛根5g

服用方法：将药材放入煮茶壶中，加水适量，煎煮20分钟，代茶饮。

2.胃热炽盛

表现：多食易饥，口渴，尿多，形体消瘦，大便干燥，苔黄，脉滑实有力。

治法：清胃泻火养阴。

中药茶饮方：知母10g　生地10g　麦冬12g　牛膝5g　黄连3g

服用方法：将药材放入煮茶壶中，加水适量，煎煮20分钟，代茶饮。

3.气阴两虚

表现：口渴引饮，食少便溏，倦怠，四肢乏力，形体消瘦，舌质淡红，苔白而干，脉弱。

治法：益气养阴。

中药茶饮方：西洋参4g　麦冬12g　天花粉5g　山药5g　黄芪10g

服用方法：将药材放入煮茶壶中，加水适量，煎煮30分钟，代茶饮。

4.肾阴亏虚

表现：尿频量多，尿液浑浊，伴腰膝酸软，头晕耳鸣，口干，皮肤干燥或瘙痒，盗汗，舌红苔少，脉细数。

治法：滋补肾阴。

中药茶饮方：熟地5g　山茱萸5g　山药5g　知母5g　牡丹皮3g

服用方法：将药材放入水杯中，加水适量，用沸水冲泡闷盖30分钟；或用煮茶壶煎煮20分钟，代茶饮。

5.阴阳两虚

表现：小便频数，口渴不欲饮，畏寒肢冷，乏力，腰膝酸软，男子阳痿，舌苔淡白而干，脉沉细无力。

治法：滋阴温阳。

中药茶饮方：熟地5g　山茱萸5g　山药5g　肉桂3g　覆盆子3g

服用方法：将药材放入水杯中，加水适量，用沸水冲泡闷盖30分钟；或用煮茶壶煎煮20分钟，代茶饮。

6.瘀血内阻

表现：消渴病日久，面色晦暗，视物模糊，四肢麻木，皮肤甲错，可有视网膜或心脑血管病变，舌暗，边有瘀斑，脉沉涩。

治法：活血化瘀。

中药茶饮方：红花3g　桃仁3g　当归5g　川芎3g　赤芍5g

服用方法：将药材放入水杯中，加水适量，用沸水冲泡闷盖20分钟；或用煮茶壶煎煮15分钟，代茶饮。

（五）自汗、盗汗

【概述】

自汗与盗汗都以汗液外泄失常为主要表现，此汗出不受外界环境影响，平静状态或稍活动则汗出。白昼清醒时汗出者为自汗；夜晚寐中汗出为盗汗。自汗与盗汗的发生都与阴阳失调，腠理不固有关，但以虚证居多。自汗多属气虚不固，津液外泄；盗汗多属阴虚内热，迫津外出。邪热郁蒸而致汗出者属实，日久亦可由实转虚，而见虚实夹杂。汗出日久，可阴损及阳或阳损及阴，出现气阴两虚或阴阳两虚之证。

自汗与盗汗虽易迁延不愈，但若积极治疗，往往容易痊愈。中药茶饮能治疗汗出异常的情况，缓解汗出症状，防止复发。中药茶饮治疗汗证以调整阴阳为基本原则。根据虚实的不同，虚证则益气养阴、固表敛汗；实证则清热化湿。此外，还可酌情增添浮小麦、五味子等固涩收敛止汗之品，以增强止汗之功。

【辨证与茶饮】

1.肺卫不固

表现：汗出恶风，动则汗出，易感冒，体倦乏力，面色少华，脉细弱，苔薄白。

治法：固表止汗。

中药茶饮方：黄芪12g 炒白术10g 防风6g 麻黄根6g 大枣5g

服用方法：将药材放入煮茶壶中，加水适量，煎煮30分钟，代茶饮。

2.心血不足

表现：寐则汗出，醒则自止，心悸怔忡，失眠多梦，神疲，面色少华，舌质淡，苔白，脉细。

治法：补益心血，敛阴安神。

中药茶饮方：黄芪10g 党参5g 炒白术5g 酸枣仁6g 当归6g 五味子5g

服用方法：将药材放入煮茶壶中，加水适量，煎煮30分钟，代茶饮。

3.阴虚火旺

表现：夜寐盗汗，可伴自汗，五心烦热，午后潮热，口渴，舌红少苔，脉细数。

治法：滋阴清热，敛阴止汗。

中药茶饮方：当归6g 生地5g 黄芩6g 乌梅5g 五味子5g

服用方法： 将药材放入水杯中，加水适量，用沸水冲泡闷盖30分钟；或用煮茶壶煎煮20分钟，代茶饮。

4.邪热郁蒸

表现： 蒸蒸汗出，汗黏，身热，面赤烘热，烦躁，口干口苦，小便色黄，大便干燥，舌苔薄黄，脉弦数。

治法： 清解郁热，养阴收敛。

中药茶饮方： 黄芩5g　栀子5g　生地5g　糯稻根5g

服用方法： 将药材放入水杯中，加水适量，用沸水冲泡闷盖20分钟；或用煮茶壶煎煮15分钟，代茶饮。

5.盗汗经验方

中药茶饮方： 碧桃干10g　乌梅10g　浮小麦12g　大枣10枚

服用方法： 将药材放入煮茶壶中，加水适量，煎煮30分钟，代茶饮。

6.自汗经验方

中药茶饮方： 黄芪12g　浮小麦15g　党参3g　大枣5枚

服用方法： 将药材放入煮茶壶中，加水适量，煎煮30分钟，代茶饮。

（六）内伤发热

【概述】

内伤发热以发热为主要表现，但不同于外感发热，内伤发热起病缓慢，病程较长，以低热为多，或自觉身体发热但测量体温并不升高。内伤发热多由久病体虚、劳倦内伤、情志失调或外伤出血致使脏腑功能失调，气血阴阳亏虚所引起。本病病机复杂，可分虚、实两端，由气郁化火、瘀血阻滞或痰湿内阻，致使气血壅塞不通，进而引起内热的属实；由气、血、阴、阳亏虚，致使阴衰阳盛、虚阳外浮而发内热者属虚。总体而言，本病以火热为标，以脏腑气血阴阳亏虚为本。

本病多病程长，迁延不愈，甚者不明原因。中医中药治疗本病具有显著优势，能够依据气血阴阳之盛衰，调整阴阳平衡，以使气血运行通畅，则病自除。中药茶饮治疗内伤发热亦需明辨虚实，属实者，宜施行气解郁、活血化瘀等法；属虚者，宜益气、养血、养阴、温阳等。虚实夹杂者，宜二者兼顾，如《景岳全书·火证》所云："然虚中有实者，治宜以补为主，而不得不兼乎清……若实中有虚者，治宜以清为主而酌兼乎补。"

【辨证与茶饮】

1.阴虚发热

表现： 午后潮热，或夜间发热，烦躁，手足心热，盗汗，寐差多梦，可伴口干咽燥，舌质红，或有裂纹，苔少或无苔，脉细数。

治法：滋阴清热。

中药茶饮方：生地10g　知母10g　玄参6g　地骨皮5g

服用方法：将药材放入水杯中，加水适量，用沸水冲泡闷盖20分钟；或用煮茶壶煎煮15分钟，代茶饮。

2.血虚发热

表现：发热，多为低热，可由外伤出血量多所致，头晕，乏力，心悸，面白少华，唇甲色淡，舌质淡，脉细弱。

治法：益气养血

中药茶饮方：当归6g　白芍6g　生地6g　龙眼肉10g　党参4g

服用方法：将药材放入水杯中，加水适量，用沸水冲泡闷盖30分钟；或用煮茶壶煎煮20分钟，代茶饮。

3.气虚发热

表现：发热，热势不高，劳累后诱发或加重，倦怠乏力，自汗，易感冒，纳差便溏，舌质淡，苔薄白，脉细弱。

治法：益气健脾，甘温除热。

中药茶饮方：黄芪10g　党参5g　炒白术5g　炙甘草3g　柴胡5g

服用方法：将药材放入水杯中，加水适量，用沸水冲泡闷盖30分钟；或用煮茶壶煎煮20分钟，代茶饮。

4.气郁发热

表现：发热多为低热或潮热，热势常随情绪波动而起伏，情志不舒或烦躁易怒，胁肋胀满，口干而苦，纳差，舌红，苔黄，脉弦数。

治法：解郁泻热。

中药茶饮方：牡丹皮5g　栀子5g　柴胡5g　生地3g　白芍5g

服用方法：将药材放入水杯中，加水适量，用沸水冲泡闷盖20分钟；或用煮茶壶煎煮15分钟，代茶饮。

5.血瘀发热

表现：午后或夜晚发热，口燥咽干，但不欲饮，肢体或躯干麻木疼痛，皮肤甲错，面色晦暗，舌质青紫或边有瘀斑，脉弦或涩。

治法：活血化瘀。

中药茶饮方：红花3g　桃仁3g　当归5g　牛膝3g　赤芍5g

服用方法：将药材放入水杯中，加水适量，用沸水冲泡闷盖20分钟；或用煮茶壶煎煮15分钟，代茶饮。

6.痰湿郁热

表现：发热，午后加重，潮热，汗出不畅，胸闷脘痞，渴不欲饮，食少纳差，大便稀薄或黏滞不爽，舌苔白腻或黄腻，脉濡数。

治法：燥湿化痰，清热和中。

中药茶饮方：法半夏5g　茯苓5g　黄连3g　陈皮3g　枳实5g

服用方法：将药材放入水杯中，加水适量，用沸水冲泡闷盖20分钟；或用煮茶壶煎煮15分钟，代茶饮。

（七）虚劳

【概述】

虚劳指由先天禀赋不足、重病久病、烦劳过度、饮食不节、年老体虚等因素，引起的以五脏虚损为主要临床表现的病证，是多种慢性虚弱证候的总称。虚劳可见消瘦憔悴，面色无华，身体羸弱，食少便溏，畏寒肢冷等表现。虚劳以虚证为主，可涉及多个脏腑气血阴阳的亏耗，脏腑间可相互影响。此外，气血阴阳的虚损也可相互累及，气虚日久则阳亦虚，血虚日久则阴亦不足，阴损日久则阳虚，阳损日久则阴虚。故本病后期病情较为复杂。

虚劳由于病程较长，但若元气未衰，脾肾功能尚健，积极诊治、调护，预后良好。但若元气衰败，脾肾亏耗严重，则预后不良。中药茶饮能有效起到补虚的作用，扶正固本，帮助机体恢复虚损的功能，以防病情加重。中药茶饮治疗虚劳以"虚者补之"为基本原则，结合虚损脏腑之不同，采用益气、温阳、滋阴、养血等法。此外，在补虚过程中，积极固护脾肾，以促进机体恢复。在使用中药茶饮的同时，可以注重日常饮食调养，营养膳食，以求更好疗效。

【辨证与茶饮】

1.气虚

（1）肺气虚

表现：自汗畏风，气短，劳则加重，面色白，易感冒，可伴咳嗽，咳痰无力，痰液清稀，舌质淡，脉弱。

治法：补肺益气固表。

中药茶饮方：党参5g　黄芪12g　炒白术10g　防风6g　大枣5枚

服用方法：将药材放入煮茶壶中，加水适量，煎煮30分钟，代茶饮。

（2）心气虚

表现：心悸，气短乏力，自汗，劳累或思虑过度后加重，舌质淡，脉弱。

治法：补益心气，安神定志。

中药茶饮方：党参5g　黄芪12g　远志3g　酸枣仁6g　大枣5枚

服用方法：将药材放入煮茶壶中，加水适量，煎煮30分钟，代茶饮。

（3）脾气虚

表现：早饱，食少纳差，食后腹胀，大便稀溏或时干时溏，面色萎黄，体倦乏力，舌淡，苔薄，脉弱。

治法：益气健脾。

中药茶饮方：党参5g　炒白术10g　茯苓5g　炙甘草5g　大枣5枚

服用方法：将药材放入煮茶壶中，加水适量，煎煮30分钟，代茶饮。

（4）肾气虚

表现：神疲乏力，腰膝酸软，小便清长，夜尿频多，舌质淡，脉弱。

治法：益气补肾。

中药茶饮方：党参5g　山药5g　熟地5g　山茱萸3g　杜仲5g

服用方法：将药材放入煮茶壶中，加水适量，煎煮30分钟，代茶饮。

2.血虚

（1）心血虚

表现：心悸怔忡，失眠多梦，面色少华，健忘，舌质淡，脉细或结代。

治法：养血安神。

中药茶饮方：党参5g　当归5g　远志3g　酸枣仁6g　川芎5g

服用方法：将药材放入煮茶壶中，加水适量，煎煮30分钟，代茶饮。

（2）肝血虚

表现：头晕目眩，面色少华，肢体麻木，筋脉拘急，女子月经不调或月经色淡，舌质淡，脉弦细或细涩。

治法：滋补肝血。

中药茶饮方：当归6g　白芍6g　生地6g　川芎5g　党参3g

服用方法：将药材放入煮茶壶中，加水适量，煎煮20分钟，代茶饮。

3.阴虚

（1）肺阴虚

表现：干咳少痰，或痰中夹血丝，鼻干咽燥，潮热，盗汗，颧红，舌红少津，脉细数。

治法：养阴润肺。

中药茶饮方：北沙参5g　生地5g　麦冬5g　天花粉3g　桑叶3g

服用方法：将药材放入煮茶壶中，加水适量，煎煮30分钟，代茶饮。

（2）心阴虚

表现：心悸失眠，烦躁，潮热盗汗，或口舌生疮，反复不愈，舌红少津，脉细数。

治法：滋阴养心。

中药茶饮方：生地5g　麦冬5g　玄参3g　酸枣仁5g　丹参5g

服用方法：将药材放入煮茶壶中，加水适量，煎煮30分钟，代茶饮。

（3）肝阴虚

表现：眩晕耳鸣，眼睛干涩，视物不明，急躁易怒，胸胁隐痛，舌干红，脉弦细数。

治法：滋养肝阴。

中药茶饮方：生地5g　麦冬5g　枸杞子10g　北沙参5g　川楝子3g

服用方法：将药材放入煮茶壶中，加水适量，煎煮30分钟，代茶饮。

（4）肾阴虚

表现：眩晕，耳鸣耳聋，腰膝酸软，两足痿弱，口干，颧红，男子遗精，舌红少津，脉沉细。

治法：滋补肾阴。

中药茶饮方：山药5g　熟地5g　山茱萸3g　枸杞子10g　牛膝3g

服用方法：将药材放入煮茶壶中，加水适量，煎煮30分钟，代茶饮。

4.阳虚

（1）心阳虚

表现：心悸，自汗，心胸憋闷不适，遇寒加重，畏寒肢冷，面色苍白，舌淡或紫暗，脉细弱或沉迟。

治法：益气温阳。

中药茶饮方：党参5g　黄芪12g　炙甘草3g　肉桂2g　川芎3g

服用方法：将药材放入煮茶壶中，加水适量，煎煮30分钟，代茶饮。

（2）脾阳虚

表现：面色萎黄，神疲乏力，倦怠嗜卧，食少，大便溏薄清稀，每因受凉或饮食生冷所发，脘腹冷痛，肠鸣，舌淡，苔白，脉弱。

治法：温中健脾

中药茶饮方：党参5g　炒白术5g　干姜5g　炙甘草3g　肉桂2g

服用方法：将药材放入煮茶壶中，加水适量，煎煮30分钟，代茶饮。

（3）肾阳虚

表现：腰背冷痛，畏寒肢冷，面色白，小便清长，夜尿频多，下利清谷或五更泄，男子遗精，阳痿，舌淡，舌边有齿痕，脉沉迟。

治法：温补肾阳。

中药茶饮方：山药5g　熟地5g　山茱萸3g　肉桂2g　仙灵脾4g

服用方法：将药材放入煮茶壶中，加水适量，煎煮30分钟，代茶饮。

八、肢体经络病证

（一）痹证

【概述】

痹证是临床常见的肢体经络病证，其主要表现为肢体筋骨、关节、肌肉等处疼痛、酸楚、麻木，或肢体屈伸不利、关节僵硬、肿胀变形。轻者病在四肢关节肌肉，重者内舍于脏。其病因可以分为外因和内因，外因主要为风、寒、湿、热之邪，《素问·痹论》载："风、寒、湿三气杂至，合而为痹。其风气胜者为行痹，寒气胜者为痛痹，湿气胜者为着痹也。"内因为劳逸不当或久病体虚。

本病发病及病情的轻重常与劳累或季节、气候寒冷、潮湿等天气变化有关，好发于任何年龄。中药茶饮治疗痹证可以改善机体的不适症状、缩短病程。治疗痹证的原则为祛邪通络，根据邪气的偏盛，分别以祛风、散寒、除湿、清热、化痰、化瘀等法，久痹正虚者，则兼顾扶正。

【辨证与茶饮】

1.风寒湿痹

（1）行痹

表现：肢体关节肌肉疼痛酸楚，疼痛呈游走性，关节屈伸不利，可涉及肢体多个关节，初起可见恶风、发热等证，口不渴，舌淡红，苔薄白，脉浮缓或浮紧。

治法：祛风散寒通络。

中药茶饮方：防风3g　葛根6g　桂枝3g　茯苓6g　生姜3片　大枣5枚

服用方法：将药材放入水杯中，加水适量，用沸水冲泡闷盖30分钟；或用煮茶壶煎煮20分钟，代茶饮。

（2）痛痹

表现：肢体关节疼痛较剧，部位固定，遇寒加重，得热则痛减，关节屈伸不利，局部皮肤关节或有寒冷感，口一般不渴，舌淡或淡红，苔薄白，脉弦或紧。

治法：温经散寒。

中药茶饮方：桂枝3g　细辛2g　干姜3g　白芍6g　炙甘草3g

服用方法：将药材放入水杯中，加水适量，用沸水冲泡闷盖30分钟；或用煮茶壶煎煮20分钟，代茶饮。

（3）着痹

表现： 肢体关节、肌肉酸楚、沉重、疼痛，肿胀散漫，关节屈伸不利，肌肤麻木不仁，舌淡，苔白腻，脉濡缓。

治法： 除湿通络。

中药茶饮方： 苍术5g　独活5g　薏苡仁10g　麻黄1g　炒甘草3g

服用方法： 将药材放入水杯中，加水适量，用沸水冲泡闷盖20分钟；或用煮茶壶煎煮15分钟，代茶饮。

2.风湿热痹

表现： 关节疼痛，呈游走性，有灼热感，局部红肿，可涉及1个或多个关节，痛不可触，得冷则舒，可有皮下结节或红斑，常伴有发热、恶风、汗出、口渴或烦躁不安等症，舌质红，苔黄或黄腻，脉滑或浮数。

治法： 清热通络，除湿止痛。

中药茶饮方： 桂枝3g　知母6g　连翘6g　薏苡仁10g　赤小豆5g　生甘草3g

服用方法： 将药材放入水杯中，加水适量，用沸水冲泡闷盖20分钟；或用煮茶壶煎煮15分钟，代茶饮。

3.痰瘀痹阻

表现： 痹症日久，肌肉关节刺痛，疼痛固定不移，或关节肌肤紫黯、肿胀，按之较硬，或关节僵硬变形，屈伸不利，有瘀块、瘀斑，面色黧黑，或胸闷痰多，舌质紫黯，苔白腻，脉涩或沉涩。

治法： 祛瘀化痰，通络止痛。

中药茶饮方： 红花5g　当归5g　川芎5g　赤芍5g　茯苓9g　陈皮3g

服用方法： 将药材放入水杯中，加水适量，用沸水冲泡闷盖20分钟；或用煮茶壶煎煮15分钟，代茶饮。

4.肝肾两虚

表现： 痹症日久不愈，关节屈伸不利，肌肉瘦削，腰膝酸软，或畏寒肢冷，阳痿遗精，或潮热盗汗，口干，舌淡白或红，苔薄白或少，脉沉细无力或细数。

治法： 滋补肝肾。

中药茶饮方： 熟地5g　木瓜6g　菟丝子9g　牛膝6g　杜仲6g

服用方法： 将药材放入水杯中，加水适量，用沸水冲泡闷盖30分钟；或用煮茶壶煎煮20分钟，代茶饮。

（二）痉证

【概述】

痉证是以项背强直，四肢抽搐，甚至口噤，角弓反张为表现的一种病证，痉证的病因，包括外感和内伤两个方面。外感由于感受风寒湿热邪气，痹阻经络，气血运行不畅，或热盛动风而导致；内伤是肝肾阴虚，肝阳上亢，亢阳化风而致痉，或阴伤血少，筋脉失养而致。治疗原则为急则治其标，缓则治其本。

中药茶饮能减轻患者不适感，调节脏腑功能，治病求本，适用于非急性期的痉证，主要用于缓解痉证的症状，改善痉证后遗留的伴随症状。

【辨证与茶饮】

1.邪壅经络

表现：头痛，项背强直，恶寒发热，无汗或汗出，肢体酸重，甚则口噤不能语，四肢抽搐，舌淡红，苔薄白或白腻，脉浮或浮紧。

治法：祛风散寒，通络和营。

中药茶饮方：羌活6g　防风6g　蔓荆子6g　葛根6g　白芍6g　炒甘草3g

服用方法：将上述药材放入水杯中，加水适量，用沸水冲泡闷盖20分钟；或用煮茶壶煎煮15分钟，代茶饮。

2.肝经热盛

表现：头痛，高热，口噤，手足躁动，甚则项背强直，四肢抽搐，角弓反张，舌质红，苔黄或少，脉弦数。

治法：清肝潜阳，滋阴息风。

中药茶饮方：菊花9g　钩藤5g　茯神6g　白芍6g　生地6g　生甘草3g

服用方法：将上述药材放入水杯中，加水适量，用沸水冲泡闷盖30分钟；或用煮茶壶煎煮20分钟，代茶饮。

3.阳明热盛

表现：高热汗出，烦躁，项背强急，手足挛急，甚则角弓反张，渴喜冷饮，大便干结，舌红，苔黄燥，脉弦数。

治法：清泄胃热，增液止痉。

中药茶饮方：石膏6g　知母6g　麦冬6g　知母6g　生甘草5g

服用方法：将上述药材放入水杯中，加水适量，用沸水冲泡闷盖30分钟；或用煮茶壶煎煮20分钟，代茶饮。

4.心营热盛

表现：高热烦躁，神昏谵语，项背强直，四肢抽搐，角弓反张，舌质红绛，苔黄少津或焦黑，脉细数。

治法：清营透热止痉。

中药茶饮方：莲子心 3g　淡竹叶 6g　生甘草 5g　连翘 3g　麦冬 6g

服用方法：将上述药材放入水杯中，加水适量，用沸水闷盖 20 分钟；或用煮茶壶煎煮 15 分钟，代茶饮。

5.痰浊阻滞

表现：头痛昏蒙，神情呆滞，项背强急，四肢抽搐，胸脘满闷，呕吐痰涎，舌淡红或白，苔白腻，脉滑或弦滑。

治法：豁痰息风止痉。

中药茶饮方：枳壳 5g　姜竹茹 6g　浙贝母 6g　陈皮 6g　茯苓 9g　炒白术 5g

服用方法：将上述药材放入水杯中，加水适量，用沸水闷盖 20 分钟；或用煮茶壶煎煮 15 分钟，代茶饮。

6.阴血亏虚

表现：项背强直，四肢麻木，抽搐，筋惕肉瞤，头目昏眩，自汗，神疲乏力，或低热，舌淡，苔少或无，脉细数。

治法：滋阴养血。

中药茶饮方：熟地 6g　白芍 6g　麦冬 6g　五味子 6g　炙甘草 3g

服用方法：将上述药材放入水杯中，加水适量，用沸水闷盖 30 分钟；或用煮茶壶煎煮 20 分钟，代茶饮。

（三）痿证

【概述】

痿证是指肢体筋脉弛缓，痿弱无力，不能随意运动，或伴有肌肉萎缩的一种病证。临床上常见下肢痿弱。其常由于感受温毒、湿热浸淫、误食毒物、久病劳损或跌仆瘀阻引起。本病病位在筋脉肌肉，但根本在于五脏虚损。本病可分津伤、湿热浸淫、脾胃虚弱、肝肾亏损和络脉瘀阻 5 个证型。

中药茶饮治疗本病优势在于可以兼顾各脏腑的虚实情况，虚者扶正为主，肝肾亏虚者，宜滋养肝肾；脾胃虚弱者，宜健脾益气。实证宜祛邪和络。虚实夹杂，亦有法也。

【辨证与茶饮】

1.肺热津伤

表现：发病急，病起发热，或热后突然出现肢体软弱无力，可较快发生肌肉瘦削，皮肤干燥，心烦口渴，干咳少痰，咽干不利，小便黄赤或热痛，大便干燥，舌红，苔黄少津，脉细数。

治法：清热润燥，养阴生津。

中药茶饮方：桑叶6g　北沙参6g　麦冬6g　生甘草3g　西洋参3g　枇杷叶5g

服用方法：将上述药材放入水杯中，加水适量，用沸水闷盖30分钟；或用煮茶壶煎煮20分钟，代茶饮。

2.湿热浸淫

表现：起病缓慢，逐渐出现肢体困重，萎软无力，下肢或两足为重，兼微肿，手足麻木，喜凉恶热，或发热，脘腹痞满，小便黄赤、涩痛，大便质黏，不成形，舌质红，苔黄腻，脉濡数或滑数。

治法：清热利湿，通利经脉。

中药茶饮方：苍术5g　黄柏5g　薏苡仁10g　草薢6g　木瓜10g　牛膝5g

服用方法：将上述药材放入煮茶壶中，加水适量，煎煮15分钟，代茶饮。

3.脾胃虚弱

表现：起病缓慢，肢体软弱无力逐渐加重，神疲乏力，肌肉萎缩，少气懒言，纳呆便溏，面色㿠白或无华，舌淡，苔薄白，脉细弱。

治法：益气健脾升清。

中药茶饮方：党参9g　炒白术9g　炒扁豆10g　大枣5枚　山药15g　茯苓6g
　　　　　　　砂仁2g　陈皮6g

服用方法：将上述药材放入煮茶壶中，加水适量，煎煮30分钟，代茶饮。

4.肝肾亏损

表现：起病缓慢，渐见肢体痿软无力，下肢为重，腰膝酸软，不能久立，甚则难以步行，腿部肌肉萎缩，或伴眩晕耳鸣，口干咽燥，遗精或遗尿，或妇女月经不调，舌红，苔少，脉细数。

治法：滋补肝肾。

中药茶饮方：杜仲9g　牛膝9g　锁阳9g　白芍6g　山茱萸6g　黄柏3g
　　　　　　　知母5g　陈皮5g

服用方法：将上述药材放入煮茶壶中，加水适量，煎煮30分钟，代茶饮。

5.络脉瘀阻

表现：久病体虚，四肢无力，肌肉瘦削，手足麻木不仁，四肢青筋显露，伴肌肉活动时隐痛不适，舌痿不能伸缩，舌黯淡，有瘀点、瘀斑，苔薄白，脉沉细涩。

治法：益气活血，化瘀通络。

中药茶饮方：党参6g　黄芪6g　牛膝9g　鸡血藤9g　红花6g　白芍6g　陈皮5g

服用方法：将上述药材放入煮茶壶中，加水适量，煎煮30分钟，代茶饮。

（四）颤证

【概述】

颤证是由于年老体虚、情志过极、饮食不节或劳逸失当所致的筋脉失养引起的肢体经络病证。常以头部或肢体摇动颤动，不能自制为主要表现。轻者表现为头摇或手足微颤，重者可见头部摇颤，肢体颤动不止，甚则肢体拘急，失去生活自理能力。其病在筋脉，与肝、肾、脾等脏腑关系密切。本病基本病机为肝风内动，筋脉失养。病理性质总属本虚标实，本为气血阴阳亏虚；标为风、火、痰、瘀为患。

中药茶饮可以分别在颤证的不同时期进行干预治疗，初期该病本虚之象不显，常见风火相煽、痰热阻滞之标实证，治疗以清热化痰、熄风为主；病程渐长，肝肾亏虚、气血不足等本虚现象显现，治疗以滋肾补肝、益气养血为主。

【辨证与茶饮】

1.风阳内动

表现： 肢体颤动，程度较重，不能自制，眩晕耳鸣，面赤烦躁，易激动，心情紧张时颤动明显，伴肢体麻木，口苦口干，语言迟钝不清，尿赤，便干，舌红，苔黄，脉浮弦数。

治法： 镇肝息风，舒筋止颤。

中药茶饮方： 天麻9g　钩藤9g　白芍6g　牛膝6g　天冬6g　茯神6g

服用方法： 将药材放入水杯中，加水适量，用沸水冲泡闷盖20分钟；或用煮茶壶煎煮15分钟，代茶饮。

2.痰热风动

表现： 头摇不止，四肢麻木，震颤，重则不能持物，头晕目眩，胸闷脘痞，口苦口黏，呕吐痰涎，舌胖大，质红，苔黄腻，脉弦滑数。

治法： 清热化痰，平肝息风。

中药茶饮方： 竹茹6g　川贝粉3g（冲服）　茯苓10g　化橘红6g　枳壳6g

桑叶6g　菊花6g　钩藤6g

服用方法： 将药材放入煮茶壶中，加水适量，煎煮20分钟，代茶饮。

3.气血亏虚

表现： 面色㿠白，头摇肢颤，神疲乏力，心悸健忘，眩晕，纳呆，舌胖有齿痕，舌质淡红，苔薄白，脉沉细弱。

治法： 益气补血，濡养筋脉。

中药茶饮方： 党参6g　茯苓6g　白芍6g　黄芪6g　钩藤9g　天麻9g

服用方法： 将药材放入水杯中，加水适量，用沸水冲泡闷盖30分钟；或用煮茶壶煎煮20分钟，代茶饮。

4.髓海不足

表现： 肢摇震颤，持物不稳，腰膝酸软，健忘，头晕目眩，耳鸣耳聋，老年患者常兼有痴呆，舌质红，苔薄或无，脉细数。

治法： 补肾益髓。

中药茶饮方： 天麻9g　钩藤9g　熟地6g　茯苓9g　枸杞子9g　白芍6g
五味子6g　党参6g

服用方法： 将药材放入煮茶壶中，加水适量，煎煮20分钟，代茶饮。

5.阳气虚衰

表现： 头摇肢颤，筋脉拘挛，畏寒肢冷，四肢麻木，少气懒言，自汗，小便清长或自遗，大便溏泄，舌质淡，苔薄白，脉沉迟无力。

治法： 益气温阳。

中药茶饮方： 鹿角霜6g　巴戟天6g　山茱萸6g　党参5g　茯苓6g　白芍6g

服用方法： 将药材放入煮茶壶中，加水适量，煎煮20分钟，频频饮用。

（五）腰痛

【概述】

腰痛又称"腰脊痛"，是以腰脊或脊旁部位疼痛为主症的疾病。该病主要病因有三，即外感、内伤和跌仆挫伤，基本病机为筋脉痹阻，腰府失养。内伤多责之于禀赋不足，肾虚腰府失于濡养；外感则为风寒湿热等诸邪阻滞腰部经脉，或劳力损伤，气滞血瘀，经脉不通导致腰痛。

中药茶饮治疗可以缓解腰部疼痛，防止疾病加重。中药茶饮的治疗原则应分辨腰痛之标本虚实。实证宜祛邪通络，虚证治肾，以培补固肾为主。虚实夹杂之证，宜辨主次轻重，标本兼顾，攻补兼施。

【辨证与茶饮】

1.寒湿腰痛

表现： 腰部寒冷沉重，转侧不利，逐渐加重，静卧病痛不减，遇寒及阴雨天加重，小便清，大便或溏，舌淡白，苔白腻，脉沉迟。

治法： 祛湿散寒止痛。

中药茶饮方： 桂枝5g　茯苓9g　炒白术6g　干姜5g　杜仲6g

服用方法： 将药材放入水杯中，加水适量，用沸水冲泡闷盖20分钟；或用煮茶壶煎煮15分钟，代茶饮。

2.湿热腰痛

表现：腰部灼热疼痛、沉重，遇热及暑天加重，活动汗出后可减轻，身体困重，小便黄，大便黏，舌质红，苔黄腻，脉濡数或弦滑数。

治法：清热利湿。

中药茶饮方：苍术6g　黄柏6g　木瓜9g　川牛膝9g　泽泻9g　薏苡仁10g

服用方法：将药材放入水杯中，加水适量，用沸水冲泡闷盖20分钟；或用煮茶壶煎煮15分钟，代茶饮。

3.瘀血腰痛

表现：腰痛如刺，痛有定处，疼痛拒按，日轻夜重，轻者俯仰不便，重则不能转侧，舌质暗，或有瘀斑、瘀点，苔薄白，脉涩。

治法：活血化瘀。

中药茶饮方：桃仁6g　红花6g　香附5g　牛膝9g　杜仲9g

服用方法：将药材放入水杯中，加水适量，用沸水冲泡闷盖30分钟；或用煮茶壶煎煮20分钟，频频饮用。

4.肾虚腰痛

（1）肾阳虚

表现：腰部隐隐作痛，酸软无力，缠绵不愈，局部发凉，喜温喜按，遇劳加重，卧则减轻，面色㿠白，畏寒肢冷，舌质淡白，苔白，脉沉细而迟。

治法：温补肾阳。

中药茶饮方：鹿角霜6g　菟丝子6g　杜仲6g　怀牛膝9g　山药15g　枸杞子10g

服用方法：将药材放入煮茶壶中，加水适量，煎煮20分钟，代茶饮。

（2）肾阴虚

表现：腰部隐隐作痛，酸软无力，缠绵不愈，心烦少寐，口干咽燥，面色潮红，手足心热，舌质红，苔少，脉弦细数。

治法：滋养肾阴。

中药茶饮方：山茱萸6g　熟地6g　枸杞子9g　怀牛膝9g　山药15g

服用方法：将药材放入水杯中，加水适量，用沸水冲泡闷盖30；或用煮茶壶煎煮20分钟，代茶饮。

治病篇——西医疾病

（一）高脂血症

【概述】

高脂血症指由各种原因导致的血清中胆固醇、甘油三酯、低密度脂蛋白胆固醇水平升高，高密度脂蛋白胆固醇水平降低的一种代谢性疾病。临床常表现为动脉粥样硬化性心血管疾病，如冠心病、颈动脉斑块等。目前我国成人血脂异常患病率较高，常有家族史。其发病原因与遗传、环境以及由其他疾病继发有关，不良饮食习惯、肥胖、吸烟、酗酒、运动不足等均可导致高脂血症的发生。本病常与肥胖症、高血压、冠心病、糖尿病等其他疾病相伴发生。因此，控制本病对预防心血管疾病及其他代谢性疾病具有重要意义。

本病西医药物治疗主要采用降脂、调脂类药物。中医中药对本病有很好的治疗和控制作用，中药茶饮能够改善机体状态，减缓本病发展速度，减轻西药的副作用。

【辨证与茶饮】

1.痰浊中阻

表现：喜食肥甘厚味，形体肥胖，胸膈满闷，可伴四肢困重、咳痰，食少纳差，大便黏滞不爽，苔白腻，脉濡或滑。

治法：化痰降浊。

中药茶饮方：白术5g　茯苓5g　泽泻3g　决明子5g　荷叶3g

服用方法：将药材放入水杯中，加水适量，用沸水冲泡闷盖20分钟；或用煮茶壶煎煮15分钟，频频饮用。

2.胃热滞脾

表现：消谷善饥，口苦口干，喜冷饮，胃脘隐隐灼热感，大便干结，苔黄，脉数。

治法：清胃泻火。

中药茶饮方：枳实5g　荷叶5g　决明子5g　山楂5g　绞股蓝5g

服用方法：将药材放入水杯中，加水适量，用沸水冲泡闷盖20分钟；或用煮茶壶煎煮15分钟，频频饮用。

3.肝郁脾虚

表现：平素情志不畅，善太息，胸胁胀闷或窜痛不适，食少纳差，便溏，舌淡红，苔薄，脉弦。

治法：疏肝健脾。

中药茶饮方： 柴胡3g　白术5g　茯苓5g　生白芍3g　当归3g

服用方法： 将药材放入水杯中，加水适量，用沸水冲泡闷盖20分钟；或用煮茶壶煎煮15分钟，频频饮用。

4.肝肾阴虚

表现： 形体进行性消瘦，头晕耳鸣，双目干涩，面色暗，五心烦热，盗汗，腰膝酸软，舌红，少苔，脉细数。

治法： 滋补肝肾。

中药茶饮方： 菊花3g　枸杞子5g　生地3g　知母3g

服用方法： 将药材放入水杯中，加水适量，用沸水冲泡闷盖20分钟；或用煮茶壶煎煮15分钟，频频饮用。

5.脾肾阳虚

表现： 倦怠乏力，畏寒，四肢寒凉，下肢尤甚，食少，小便清长，夜尿频多，完谷不化，便溏，舌淡胖，苔薄，脉沉弱。

治法： 温补脾肾。

中药茶饮方： 白术5g　党参3g　干姜3g　肉桂2g　绞股蓝5g

服用方法： 将药材放入水杯中，加水适量，用沸水冲泡闷盖30分钟；或用煮茶壶煎煮20分钟，频频饮用。

6.气滞血瘀

表现： 面色晦暗，口唇青紫，一侧肢体麻木或疼痛，痛处固定，善太息，舌质暗红，边有瘀点，脉弦涩。

治法： 行气活血。

中药茶饮方： 川芎3g　枳壳3g　红花2g　陈皮2g　山楂5g

服用方法： 将药材放入水杯中，加水适量，用沸水冲泡闷盖20分钟；或用煮茶壶煎煮15分钟，频频饮用。

7.验方

中药茶饮方： 绞股蓝5g　山楂5g　荷叶5g　决明子3g

服用方法： 将药材放入水杯中，加水适量，用沸水冲泡闷盖20分钟；或用煮茶壶煎煮15分钟，频频饮用。

（二）肥胖症

【概述】

肥胖症是一种以体内脂肪过度蓄积和体重超重为特征的慢性代谢性疾病，由遗传、环境等多种因素相互作用引起。本病可见于任何年龄、性别，常有家族史。

本病的发生与进食过多和（或）运动不足有关。轻度肥胖症可无明显症状，中度至重度肥胖症可引起气急、关节痛、体力活动减少、焦虑、抑郁等生理和心理症状。肥胖症常常与血脂异常、高血压、脂肪肝、冠心病、糖尿病等其他疾病同时发生，因此需要积极控制本病的进展，以防治其他疾病。

西医针对本病，强调以饮食、运动等行为治疗为主，辅以药物或手术治疗。中医中药对肥胖症有很好的调理作用，以茶代药，易于患者接受，同时能够降低患者体重，缓解肥胖症带来的生理和心理的不适症状。

【辨证与茶饮】

1.胃热滞脾

表现：消谷善饥，多饮多食，口苦口干，喜冷饮，胃脘隐隐灼热感，大便干结，苔黄，脉数。

治法：清胃泻火。

中药茶饮方：枳实5g 荷叶5g 决明子5g 山楂5g 大黄2g

服用方法：将药材放入水杯中，加水适量，用沸水冲泡闷盖20分钟；或用煮茶壶煎煮15分钟，频频饮用。

2.痰浊中阻

表现：喜食肥甘厚味，或有饮酒嗜好，胸膈满闷，腹胀，可伴关节疼痛，大便黏滞，苔白腻，脉濡或滑。

治法：化痰降浊。

中药茶饮方：白术5g 茯苓5g 泽泻3g 决明子5g 荷叶3g

服用方法：将药材放入水杯中，加水适量，用沸水冲泡闷盖20分钟；或用煮茶壶煎煮15分钟，频频饮用。

3.脾虚不运

表现：早饱，食少纳差，食后腹胀，大便时溏时干，伴体倦乏力，体力活动减少，动则气急，舌淡红，苔薄白，脉弱。

治法：益气健脾。

中药茶饮方：黄芪5g 党参3g 生白术3g 茯苓3g 防己3g

服用方法：将药材放入水杯中，加水适量，用沸水冲泡闷盖30分钟；或用煮茶壶煎煮20分钟，频频饮用。

4.脾肾阳虚

表现：畏寒，下肢浮肿，腰膝或背部冷痛，小便清长，夜尿频多，食少便溏，舌淡胖，苔薄，脉沉弱。

治法：温补脾肾。

中药茶饮方： 白术5g　茯苓5g　肉桂2g　泽泻5g　淫羊藿3g

服用方法： 将药材放入水杯中，加水适量，用沸水冲泡闷盖30分钟；或用煮茶壶煎煮20分钟，频频饮用。

5.气滞血瘀

表现： 面色晦暗，一侧肢体麻木或疼痛，情志不畅，善太息，可见焦虑或抑郁，口唇紫暗，舌暗红，苔薄，脉涩。

治法： 行气活血。

中药茶饮方： 枳壳3g　红花2g　陈皮2g　山楂5g

服用方法： 将药材放入水杯中，加水适量，用沸水冲泡闷盖20分钟；或用煮茶壶煎煮15分钟，频频饮用。

（三）糖尿病

【概述】

糖尿病是一种以慢性高血糖为特征的代谢性疾病，是由于胰岛素分泌和（或）利用缺陷所引起。西医认为本病的发生与遗传和环境因素有关。糖尿病是常见病、多发病，我国糖尿病患病率呈快速增长趋势。本病基本临床表现常被描述为"三多一少"，即多尿、多饮、多食和体重减轻。本病后期可引起诸多并发症，可导致肾、眼、神经、心脏、血管等组织器官慢性进行性病变，可出现糖尿病肾病、糖尿病视网膜病变、周围神经病变、动脉粥样硬化性心血管疾病、糖尿病足等慢性并发症，给糖尿病患者带来长期巨大的痛苦。

西医针对糖尿病的药物治疗以口服降糖药和注射胰岛素为主。中医中药针对糖尿病这样的慢性疾病也能起到很好的控制作用，能够控制疾病的进程，减少并发症的发生，提高患者的生活质量。

【辨证与茶饮】

1.痰（湿）热互结

表现： 形体肥胖，腹部胀大，口干口渴，喜冷饮，饮水量多，脘腹胀满，易饥多食，心烦口苦，大便干结，小便色黄，舌质淡红，苔黄腻，脉弦滑。

治法： 清热化痰。

中药茶饮方： 瓜蒌6g　法半夏3g　黄连5g　枳实6g

服用方法： 将药材放入水杯中，加水适量，用沸水冲泡闷盖20分钟；或用煮茶壶煎煮15分钟，频频饮用。

2.热盛伤津

表现： 口干咽燥，渴喜冷饮，易饥多食，尿频量多，心烦易怒口苦，溲赤便秘，舌干红，苔黄燥，脉细数。

治法：清热生津止渴。

中药茶饮方：天花粉6g 黄连5g 生地5g 葛根6g 麦冬6g

服用方法：将药材放入水杯中，加水适量，用沸水冲泡闷盖20分钟；或用煮茶壶煎煮15分钟，频频饮用。

3.气阴两虚

表现：咽干口燥，口渴多饮，神疲乏力，气短懒言，形体消瘦，腰膝酸软，自汗盗汗，五心烦热，心悸失眠，舌红少津，苔薄白干或少苔，脉弦细数。

治法：益气养阴。

中药茶饮方：天花粉6g 葛根6g 麦冬6g 太子参5g 黄芪5g

服用方法：将药材放入水杯中，加水适量，用沸水冲泡闷盖30分钟；或用煮茶壶煎煮20分钟，频频饮用。

4.肝肾阴虚

表现：小便频数，浑浊如膏，视物模糊，腰膝酸软，眩晕耳鸣，五心烦热，低热颧红，口干咽燥，多梦遗精，皮肤干燥，雀目，或蚊蝇飞舞，或失明，皮肤瘙痒，舌红少苔，脉细数。

治法：滋补肝肾。

中药茶饮方：枸杞子6g 熟地5g 山茱萸5g 山药5g 牡丹皮3g

服用方法：将药材放入水杯中，加水适量，用沸水冲泡闷盖30分钟；或用煮茶壶煎煮20分钟，频频饮用。

5.阴阳两虚

表现：小便频数，夜尿增多，浑浊如脂如膏，甚至饮一溲一，五心烦热，口干咽燥，神疲，耳轮干枯，面色黧黑；腰膝酸软无力，畏寒肢凉，四肢欠温，阳痿，下肢浮肿，甚则全身皆肿，舌质淡，苔白而干，脉沉细无力。

治法：滋阴补阳。

中药茶饮方：肉桂2g 熟地5g 山茱萸5g 山药5g 牡丹皮3g

服用方法：将药材放入水杯中，加水适量，用沸水冲泡闷盖30分钟；或用煮茶壶煎煮20分钟，频频饮用。

6.瘀血痹阻

表现：肢体麻木或疼痛，下肢紫暗，胸闷刺痛，中风偏瘫，或语言謇涩，眼底出血，唇舌紫暗，舌有瘀斑或舌下青筋显露，苔薄白，脉弦涩。

治法：活血化瘀。

中药茶饮方：红花3g 赤芍3g 丹参5g

服用方法：将药材放入水杯中，加水适量，用沸水冲泡闷盖20分钟；或用煮茶壶煎煮15分钟，频频饮用。

[参考文献]

仝小林，刘喜明，魏军平，倪青，高齐健.糖尿病中医防治指南［J］.中国中医药现代远程教育，2011，9（04）：148-151.

（四）痛风

【概述】

痛风是以嘌呤代谢紊乱和（或）尿酸排泄障碍所导致的一组异质性疾病，其临床主要特征为血清尿酸升高、反复发作性急性关节炎、痛风石、关节畸形、痛风性肾病等。本病常发生于40岁以上男性，女性多在更年期后发病，常有家族史。本病是一种慢性、严重的疾病，后期可导致患者生活质量下降，预期寿命降低。

西医治疗本病以改善生活习惯，和应用非甾体类抗炎药、糖皮质激素、秋水仙碱等药物治疗为主。中药治疗痛风有较好效果，中药茶饮能根据患者体质差异调整机体状态，减少本病的急性发作次数，提高患者后期的生活质量。

【辨证与茶饮】

1.湿热下注

表现：口干口苦，可见关节肿胀伴灼热感，腰膝酸软，下肢痿软，小便短赤，大便干结或黏滞不爽，舌红，苔黄腻，脉滑数。

治法：清热利湿。

中药茶饮方：薏苡仁10g　苍术5g　黄柏5g　牛膝3g　土茯苓5g

服用方法：将药材放入煮茶壶中，加水适量，煎煮15分钟，频频饮用。

2.脾虚湿盛

表现：倦怠乏力，关节肿胀沉重，阴雨天加重，食少纳差，腹胀，大便溏稀，舌淡胖，苔白腻，脉濡。

治法：健脾化湿。

中药茶饮方：薏苡仁10g　白术5g　桂枝5g　牛膝3g　土茯苓5g

服用方法：将药材放入煮茶壶中，加水适量，煎煮15分钟，频频饮用。

3.痰瘀痹阻

表现：常见于痛风中后期，关节肿胀沉重，或伴刺痛感，甚则关节僵硬、畸形，可见肢体麻木，面色晦暗，舌暗，边有瘀斑，脉涩。

治法：祛瘀化痰。

中药茶饮方： 法半夏 3g　橘红 5g　桃仁 3g　茯苓 3g　红花 2g

服用方法： 将药材放入煮茶壶中，加水适量，煎煮 15 分钟，频频饮用。

4.肝肾阴虚

表现： 常见于痛风后期，关节变形，无明显肿胀疼痛，形体消瘦，潮热盗汗，腰膝酸软，舌红，少苔，脉细数。

治法：滋补肝肾。

中药茶饮方： 生地 4g　牡丹皮 3g　山茱萸 3g　茯苓 3g　女贞子 5g

服用方法： 将药材放入煮茶壶中，加水适量，煎煮 20 分钟，频频饮用。

（五）慢性胰腺炎

【概述】

慢性胰腺炎是一种胰腺局部或弥漫性的慢性进展性炎症，伴随胰腺分泌功能的不可逆损害。本病的发生与急性胰腺炎所导致的炎症反应、感染、胆管结石、酒精及遗传和免疫因素有关。临床上常表现为反复发作性或持续性腹痛、腹泻或脂肪泻、消瘦、黄疸、腹部包块。本病若积极治疗可得到较好控制，但不易根治。

西医治疗本病以消除病因、控制症状、改善胰腺功能、治疗并发症等为主。中药治疗慢性胰腺炎也有独特优势。中药茶饮治疗本病以虚实为本，"虚者补之，实者泻之"，以调节机体平衡状态，减少本病发作次数，控制并发症的发生。

【辨证与茶饮】

1.脾胃湿热

表现： 时有腹痛，疼痛拒按，口渴引饮，大便秘结，或溏滞不爽，小便短黄，舌质红，苔黄燥或黄腻，脉滑数。

治法：清热利湿。

中药茶饮方： 陈皮 3g　姜半夏 3g　茯苓 5g　黄连 3g　栀子 5g

服用方法： 将药材放入水杯中，加水适量，用沸水冲泡闷盖 20 分钟；或用煮茶壶煎煮 15 分钟，频频饮用。

2.肝郁脾虚

表现： 时有腹痛胀闷，痛无定处，或痛窜两胁，常由情志不舒而诱发，食少纳差，便溏，舌淡红，苔薄白，脉弦。

治法：疏肝健脾。

中药茶饮方： 柴胡 3g　赤芍 3g　茯苓 4g　白术 3g　陈皮 3g

服用方法： 将药材放入水杯中，加水适量，用沸水冲泡闷盖 20 分钟；或用煮茶壶煎煮15分钟，频频饮用。

3.脾胃虚寒

表现：腹痛缠绵，喜暖喜按，畏寒怯冷，神疲乏力，纳食不佳，面色萎黄，大便溏稀，舌质淡，苔白，脉弱或沉缓。

治法：益气温中。

中药茶饮方：黄芪5g　桂枝3g　炒白芍3g　炙甘草2g　大枣5枚　生姜2片

服用方法：将药材放入煮茶壶中，加水适量，煎煮30分钟，频频饮用。

4.瘀血内停

表现：腹痛较剧，痛如针刺，痛处固定，入夜尤甚，日久不愈，舌质紫暗，脉细涩。

治法：活血化瘀。

中药茶饮方：红花3g　当归5g　赤芍3g　枳壳3g　柴胡3g

服用方法：将药材放入水杯中，加水适量，用沸水冲泡闷盖20分钟；或用煮茶壶煎煮15分钟，频频饮用。

（六）白细胞减少症和粒细胞缺乏症

【概述】

　　白细胞减少症指外周血白细胞总数持续低于正常值。粒细胞缺乏症指中性粒细胞绝对计数低于0.5×10^9/L。中性粒细胞减少可分为先天性和获得性，以后者多见。成人中性粒细胞减少主要由生成减少和自身免疫性破坏所致。轻度中性粒细胞减少的患者，临床可无特殊表现。中度至重度减少者可出现乏力、头晕、食欲减退等非特异性症状，同时粒细胞缺乏的患者更易感染。但临床主要以血常规检查作为诊断依据。

　　西医针对本病以控制感染、促进粒细胞生成、使用免疫抑制剂等作为主要治疗方法。中医中药对血液系统疾病能发挥较好的作用。中医认为本病以虚为主，故可选用具有补益作用的中药茶饮以扶正补虚，缓解患者虚损的状态，同时降低感染的可能性。

【辨证与茶饮】

1.气血两虚

表现：面色白，神疲自汗，倦怠懒言，唇甲不华，心悸少寐，纳少腹胀，舌淡苔薄白，脉细弱。

治法：益气养血。

中药茶饮方：黄芪5g　生晒参5g　当归3g　龙眼肉3枚　炒白术5g

服用方法：将药材放入煮茶壶中，加水适量，煎煮30分钟，频频饮用。

2.气阴两虚

表现：神疲乏力，心悸失眠，口干，五心烦热，两颧潮红，舌暗红少苔或少津，脉细数无力。

治法：益气养阴。

中药茶饮方：黄芪5g　西洋参5g　麦冬5g　枸杞子5g

服用方法：将药材放入煮茶壶中，加水适量，煎煮30分钟，频频饮用。

3.脾肾亏虚

表现：畏寒肢冷，食少纳呆，四肢不温，下肢尤甚，腰膝冷痛，小便清长，夜尿频多，便溏，舌淡体胖大有齿痕，舌苔白，脉沉细弱。

治法：健脾温肾。

中药茶饮方：黄芪5g　肉桂3g　熟地3g　当归3g　山茱萸3g

服用方法：将药材放入煮茶壶中，加水适量，煎煮30分钟，频频饮用。

4.肝肾阴虚

表现：面色晦暗，头晕目眩，伴两目干涩，健忘失眠，腰膝酸软，大便干燥，舌红，苔薄白或薄黄少津，脉沉细数。

治法：滋补肝肾。

中药茶饮方：生地4g　牡丹皮3g　山茱萸3g　当归3g　女贞子5g

服用方法：将药材放入煮茶壶中，加水适量，煎煮30分钟，频频饮用。

［参考文献］

［1］明·李时珍.本草纲目.北京：中国文联出版社，2016.

［2］李冀.方剂学.北京：中国中医药出版社，2016.

［3］高学敏.中药学.北京：中国中医药出版社，2003.

［4］张伯礼.中医内科学.北京：中国中医药出版社，2017.

［5］王士贞.中医耳鼻咽喉科学.北京：中国中医药出版社，2003.

附　图

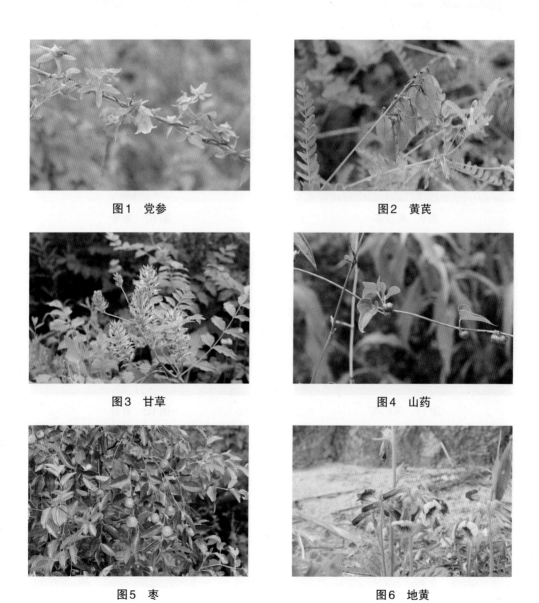

图1　党参

图2　黄芪

图3　甘草

图4　山药

图5　枣

图6　地黄

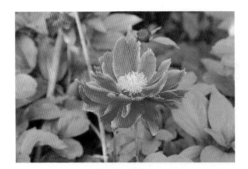

图7 芍药

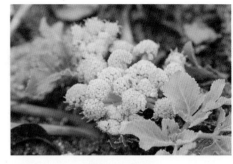

图8 北沙参

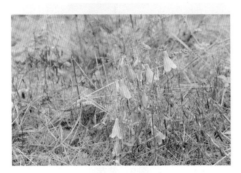

图9 南沙参

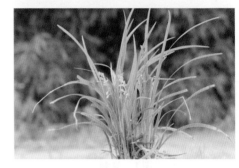

图10 麦冬

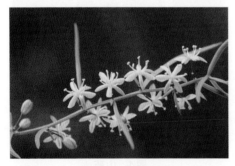

图11 天门冬

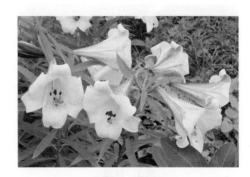

图12 百合

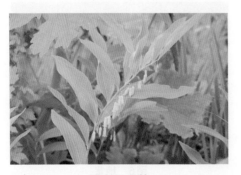

图13 玉竹

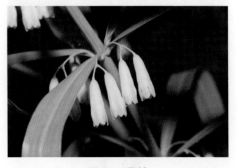

图14 黄精

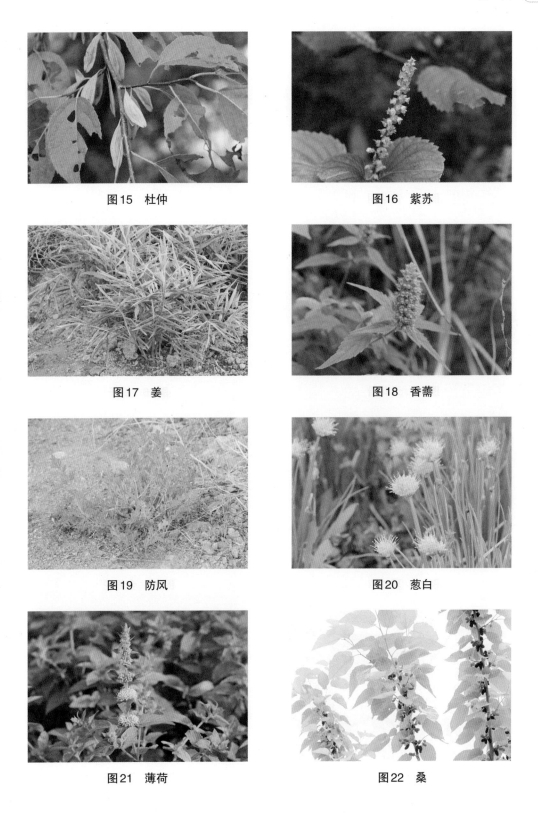

图15 杜仲

图16 紫苏

图17 姜

图18 香薷

图19 防风

图20 葱白

图21 薄荷

图22 桑

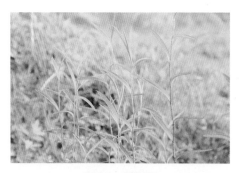

图23 南柴胡

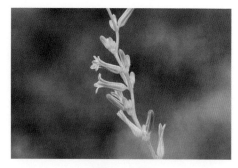

图24 知母

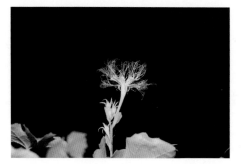

图25 天花粉

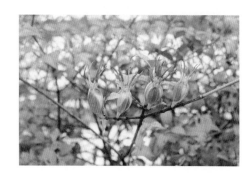

图26 栀子

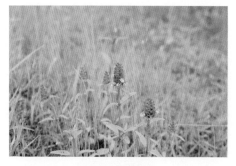

图27 夏枯草

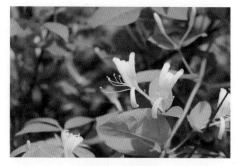

图28 金银花

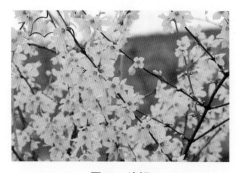

图29 连翘

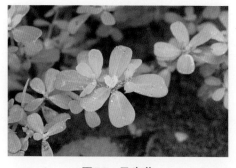

图30 马齿苋

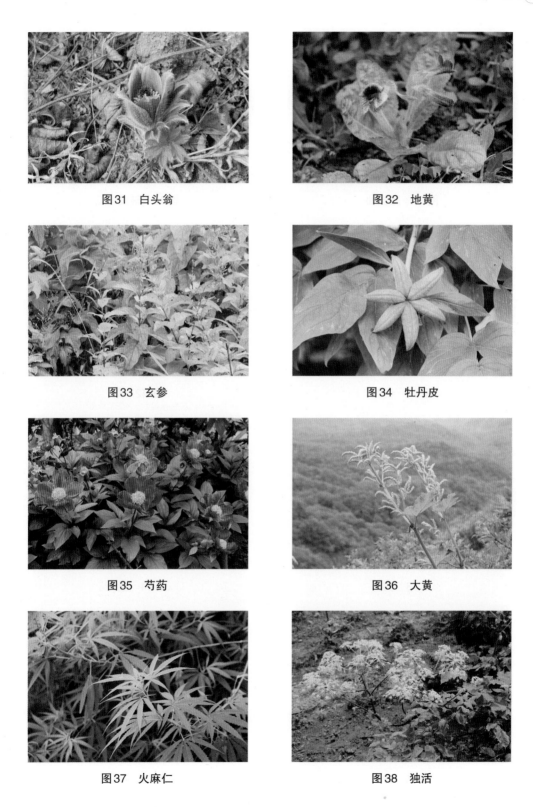

图31 白头翁

图32 地黄

图33 玄参

图34 牡丹皮

图35 芍药

图36 大黄

图37 火麻仁

图38 独活

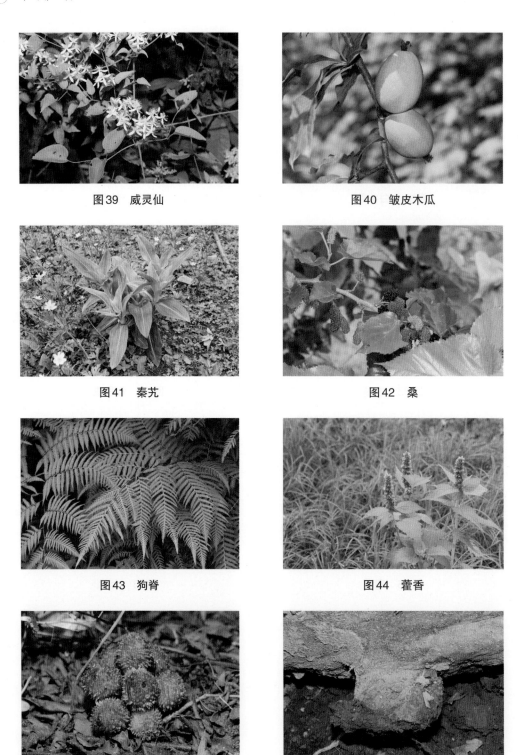

图39 威灵仙

图40 皱皮木瓜

图41 秦艽

图42 桑

图43 狗脊

图44 藿香

图45 砂仁

图46 茯苓

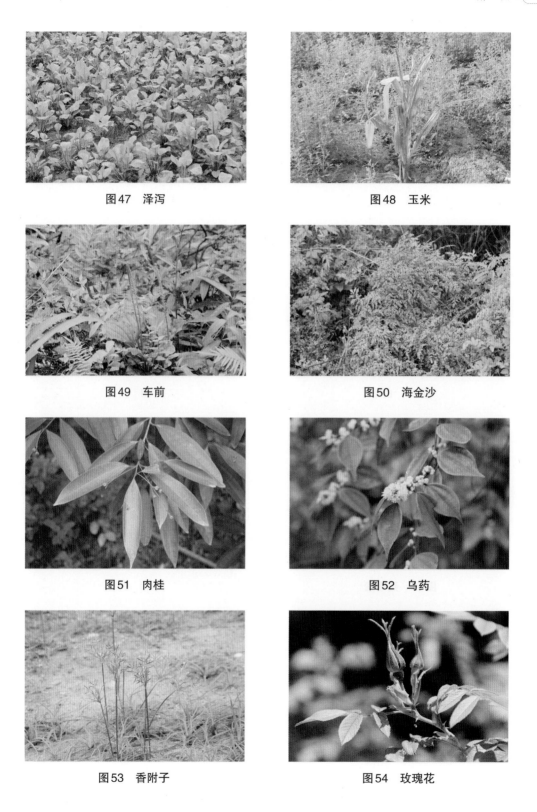

图47　泽泻

图48　玉米

图49　车前

图50　海金沙

图51　肉桂

图52　乌药

图53　香附子

图54　玫瑰花

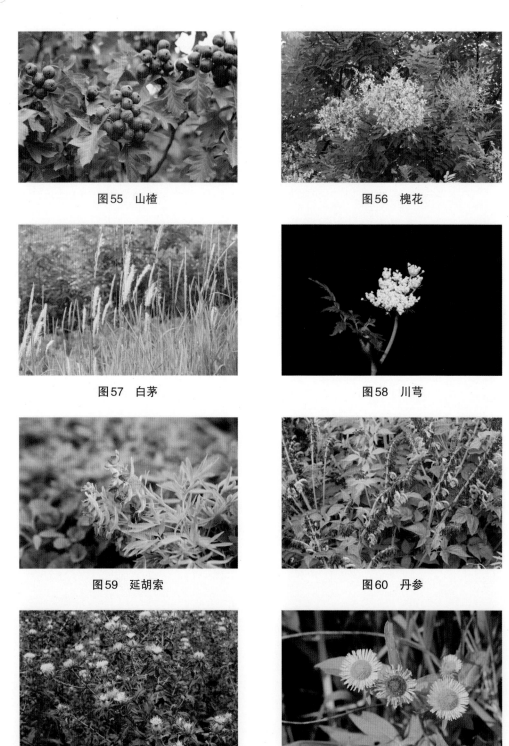

图55 山楂

图56 槐花

图57 白茅

图58 川芎

图59 延胡索

图60 丹参

图61 红花

图62 旋覆花

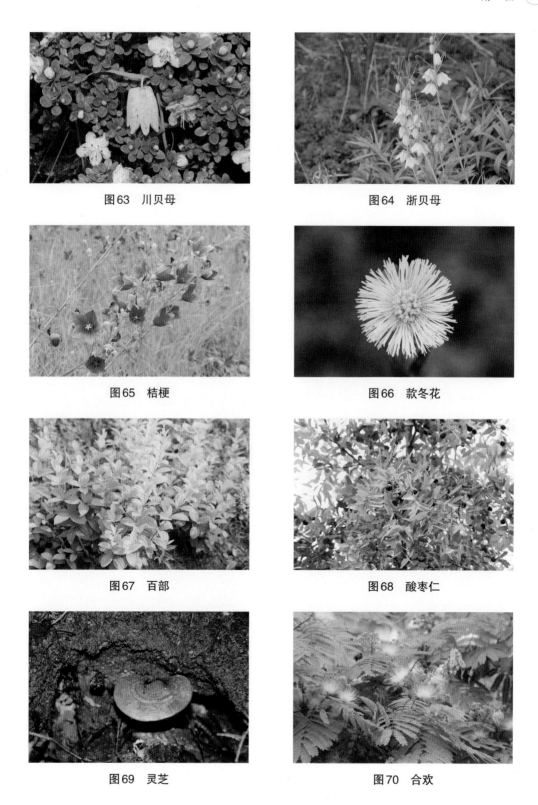

图63　川贝母

图64　浙贝母

图65　桔梗

图66　款冬花

图67　百部

图68　酸枣仁

图69　灵芝

图70　合欢

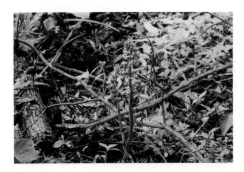

图71　天麻

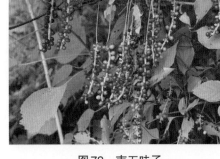

图72　南五味子

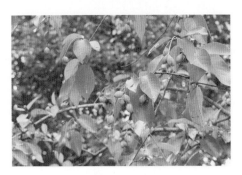

图73　诃子

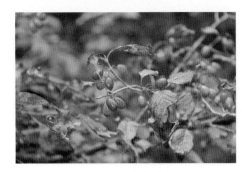

图74　山茱萸

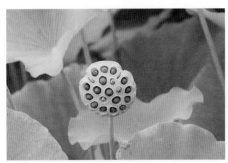

图75　莲子